中小学生公共卫生安全读本

辽宁省疾病预防控制中心

刘懿卿　孙素梅　主　编

辽宁科学技术出版社
沈　阳

图书在版编目（CIP）数据

中小学生公共卫生安全读本 / 刘懿卿，孙素梅主编.
—沈阳：辽宁科学技术出版社，2021.1（2021.6重印）
ISBN 978-7-5591-1801-1

Ⅰ.①中⋯　Ⅱ.①刘⋯　②孙⋯　Ⅲ.①公共卫生—青
少年读物　Ⅳ.①R126.4-49

中国版本图书馆CIP数据核字（2020）第194203号

出版发行：辽宁科学技术出版社
　　　　　（地址：沈阳市和平区十一纬路25号　邮编：110003）
印 刷 者：永清县晔盛亚胶印有限公司
经 销 者：各地新华书店
幅面尺寸：170mm×240mm
印　　张：12
字　　数：210千字
出版时间：2021年1月第1版
印刷时间：2021年6月第3次印刷
责任编辑：刘晓娟
封面设计：许琳娜
版式设计：颖　溢
责任校对：王春茹

书　　号：ISBN 978-7-5591-1801-1
定　　价：23.60元

联系电话：024-23284376
E-mail：lingmin19@163.com
http://www.lnkj.com.cn

《中小学生公共卫生安全读本》编委会

主任委员	杨佐森	刘懿卿

委　　员　卢春明　姚文清　孙素梅　谢　韬　田　丹
　　　　　　　韩　悦　吴　明

主　　编　刘懿卿　孙素梅

副 主 编　吴　明　韩　悦　田　丹

编　　者	刘懿卿	辽宁省疾病预防控制中心	主任医师
	孙素梅	辽宁省疾病预防控制中心	主任医师
	吴　明	辽宁省疾病预防控制中心	主任医师
	韩　悦	辽宁省疾病预防控制中心	主任医师
	田　丹	辽宁省卫生健康服务中心	主任医师
	蒋轶文	辽宁省疾病预防控制中心	主任医师
	李晓然	辽宁省疾病预防控制中心	主任医师
	银　燕	辽宁省疾病预防控制中心	主任医师
	孙笠翔	辽宁省疾病预防控制中心	副主任医师
	李　慧	辽宁省卫生健康服务中心	副主任医师
	丁秋丽	中国医科大学预防医学研究院	
	陈芳妮	中国医科大学预防医学研究院	

前　言

　　2020年突发新型冠状病毒肺炎疫情，是全国乃至全球公共卫生安全事件。受此疫情影响，我国各级各类学校纷纷推迟开学，以进行控制疫情蔓延、保护师生健康安全。由此看出我国政府高度关注全体师生的健康安全，高度关注学校公共卫生安全，高度关注人民群众的生命安全。习近平总书记指出：生命重于泰山，疫情就是命令，防控就是责任，要始终把人民群众健康放在第一位。

　　为了进一步强化学校公共卫生安全，普及传染病防控知识，提升广大师生健康素养水平，应对突发公共卫生事件对学生健康安全的影响，非常有必要让老师、学生、家长了解和掌握有关学生公共卫生安全方面的知识和技能，在遇到突发公共卫生安全事件时，能够依法防控、科学防控、群防群控。为此，我们组织长期从事疾病预防、健康教育理论与实践的相关专业人员，编写了这部读本。在编写过程中，编者们坚持理论与实践相结合，坚持知识与技能相一致，坚持案例与文献相印证，坚持实事求是与精益求精相统一，历时三个月时间，这部《中小学生公共卫生安全读本》面世了。这本书既是中小学生公共卫生安全方面的教材，又是中小学校管理者、班主任老师、校医和学生家长的健康科普读物，值得展卷和长期翻阅。

　　在编写过程中，辽宁省疾病预防控制中心、辽宁省卫生健康服务中心和辽宁科学技术出版社给予了高度重视和大力支持，各位参与编写的专业人员认真负责和协同努力，为本书的编写贡献了经验和智慧，奉献了时间和精力，这里，谨向他们表示由衷的感谢和敬意！

　　由于编者水平所限，书中肯定有疏漏和不足之处，敬请广大读者批评指正。

编　者

2020年10月

目　录

第一章　新型冠状病毒肺炎的防控 …………………………………… 1

第一节　概　述 ……………………………………………………… 1

第二节　案例分析 …………………………………………………… 2

第三节　流行现状 …………………………………………………… 5

第四节　症状与危害 ………………………………………………… 6

第五节　预防和控制 ………………………………………………… 8

第二章　呼吸道传染病的防控 …………………………………………… 14

第一节　概　述 ……………………………………………………… 14

第二节　案例分析 …………………………………………………… 16

第三节　常见呼吸道传染病的种类与流行现状 ………………… 18

第四节　症状与危害 ………………………………………………… 20

第五节　预防和控制 ………………………………………………… 21

第三章　肠道传染病的防控 ……………………………………………… 26

第一节　概　述 ……………………………………………………… 26

第二节　案例分析 …………………………………………………… 27

第三节　常见肠道传染病的种类和流行现状 …………………… 28

第四节　症状和危害 ………………………………………………… 32

第五节　预防和控制 ………………………………………………… 37

第四章　艾滋病的防控 …………………………………………………… 40

第一节　概　述 ……………………………………………………… 40

第二节　案例分析 …………………………………………………… 42

第三节　流行现状 …………………………………………………… 44

第四节　症状与危害 …………………………………………… 47

第五节　预防和控制 …………………………………………… 49

第五章　结核病的防控 …………………………………………… 54

　第一节　概　述 ………………………………………………… 54

　第二节　案例分析 ……………………………………………… 56

　第三节　流行现状 ……………………………………………… 59

　第四节　症状与危害 …………………………………………… 61

　第五节　预防和控制 …………………………………………… 63

第六章　病毒性肝炎的防控 ……………………………………… 70

　第一节　概　述 ………………………………………………… 70

　第二节　案例分析 ……………………………………………… 74

　第三节　病毒性肝炎的种类与流行现状 ……………………… 77

　第四节　症状及危害 …………………………………………… 79

　第五节　预防和控制 …………………………………………… 81

第七章　学生预防接种安全 ……………………………………… 85

　第一节　概　述 ………………………………………………… 85

　第二节　案例分析 ……………………………………………… 86

　第三节　疫苗的种类与安全 …………………………………… 88

　第四节　预防接种的发展与现状 ……………………………… 94

第八章　学生饮水安全 …………………………………………… 97

　第一节　概　述 ………………………………………………… 97

　第二节　案例分析 ……………………………………………… 99

　第三节　介水传染病的种类与危害 …………………………… 101

　第四节　预防和控制 …………………………………………… 107

第九章　食物中毒的防控 ………………………………………… 110

　第一节　概　述 ………………………………………………… 110

第二节　案例分析 ··· 112

第三节　常见食物中毒 ··· 113

第四节　预防和控制 ··· 122

第十章　运动损伤与意外伤害 ··· 125

第一节　概　述 ··· 125

第二节　案例分析 ··· 126

第三节　常见运动损伤和意外伤害 ····························· 127

第四节　预防和应对 ··· 129

第十一章　应激反应与干预 ··· 139

第一节　概　述 ··· 139

第二节　案例分析 ··· 145

第三节　应激反应的种类 ··· 147

第四节　干预原则和方法 ··· 151

第十二章　个体防护与消毒 ··· 156

第一节　概　述 ··· 156

第二节　案例分析 ··· 157

第三节　常用消毒产品与防护用品 ····························· 158

第四节　消毒方法与效果评价 ··································· 167

第十三章　中小学生健康素养的提升 ······························· 170

第一节　概　述 ··· 170

第二节　案例分析 ··· 173

第三节　健康素养促进 ··· 174

第四节　健康素养的评价 ··· 177

参考文献 ·· 179

第一章　新型冠状病毒肺炎的防控

　　新型冠状病毒肺炎（Corona Virus Disease 2019，COVID-19）暴发流行，引起全社会的普遍关注，是新中国成立以来，传播速度最快、感染范围最广、防控难度最大的一次重大突发公共卫生事件。做好新型冠状病毒肺炎的预防控制工作，普及防控知识，提升防控技能，减少和降低疫情对人群健康的影响，确保经济社会和谐发展至关重要。

第一节　概　述

一、病原体

（一）冠状病毒

　　冠状病毒是一类主要引起呼吸道疾病和肠道疾病的病原体，因其形态在电镜下观察类似王冠而得名。冠状病毒在自然界广泛存在，可感染人、鼠、猪、猫等脊椎动物。截至目前已发现能感染人的冠状病毒有7种，其中重症急性呼吸综合征病毒、中东呼吸综合征病毒和新型冠状病毒等可引起较为严重的人类疾病。

（二）新型冠状病毒

　　新型冠状病毒属于β属冠状病毒，有包膜，颗粒呈圆形或椭圆形，直径60～140nm（图1-1）。该病毒对紫外线和热敏感，56℃30分钟、乙醚、75%乙醇、含氯消毒剂、过氧乙酸和氯仿等脂溶剂均可有效灭活。2020年1月12日，世界卫生组织将其病原体暂命名为2019新型冠状病毒（2019-nCoV），2020年

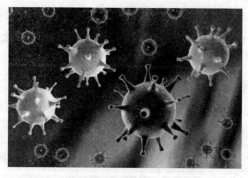

图1-1　新型冠状病毒电镜下照片

2月11日被国际病毒分类委员会命名为严重急性呼吸综合征冠状病毒2号（SARS-CoV-2）。由新型冠状病毒引起的疾病称为新型冠状病毒肺炎。

二、传播途径

目前认为，经呼吸道飞沫传播和密切接触传播是主要的传播途径，接触病毒污染的物品也可造成感染。在相对封闭的环境中长时间暴露于高浓度气溶胶情况下存在经气溶胶传播的可能，由于在粪便及尿中可分离到新型冠状病毒，应注意其对环境污染造成气溶胶或接触传播。

（一）呼吸道飞沫传播

呼吸道飞沫传播是新型冠状病毒传播的主要方式。病毒通过患者咳嗽、打喷嚏、谈话时产生的飞沫传播，易感者吸入后导致感染。

（二）接触传播

新型冠状病毒可通过与感染者密切接触而传播。

（三）其他途径

在某些确诊患者的粪便中检测到新型冠状病毒，说明病毒可以在消化道复制并且存在，提示存在粪口传播的可能，但还不能确定进食病毒污染的食物可引起感染和传播。同时，气溶胶传播的可能性还需要进一步的证据来评估。

三、易感人群

人群普遍易感，基于目前对新型冠状病毒肺炎病人的流行病学调查和研究结果，潜伏期一般为1～14天，多为3～7天，发病前1～2天和发病初期的传染性相对较强。新型冠状病毒肺炎是一种新发传染病，人群没有免疫力，普遍易感。感染后或接种新型冠状病毒疫苗后可获得一定的免疫力，但持续时间尚不明确。对于免疫功能较差的人群，例如老年人，孕产妇，患有哮喘、糖尿病、心脏病或存在肝肾功能障碍等基础疾病的人感染病毒的风险可能增加，病情进展相对更快，严重程度更高。

第二节　案例分析

由新型冠状病毒引起全国和全球大流行的新型冠状病毒肺炎案例。

一、案例概述

2019年12月底以来，武汉地区出现了不明原因的肺炎疫情。由于恰逢中国春节，人员流动性激增，加大了传播的风险和防控的难度，疫情迅速扩大和蔓延。

二、案例处置

自发现新型冠状病毒肺炎以来，各省（区、市）相继启动重大突发公共卫生事件一级响应，采取了隔离救治患者、隔离医学观察密切接触者等防控策略，构建联防联控、群防群控体系。国家卫生健康委将其纳入法定乙类传染病，按照甲类管理。中央向全社会发出减少人员流动、取消集会、协同抗击疫情的号召，并延长春节假期。针对节后人员大范围流动可能带来的疫情扩散风险，部署延迟开学、灵活复工、错峰出行，在健康监测、人员管理等方面广泛开展了体温检测、健康申报、佩戴口罩、洗手消毒等措施。同时，为保障市场总体稳定，支持疫情防控医疗物资的生产企业迅速复工，扩大产能、增加产量，对重要物资实行国家统一调度，多措并举保障重点地区医用物资和生活物资供应，并全力推进医药研发和临床应用。

疫情初期最突出的问题是病例数量激增与医疗资源的供给不足。我国政府紧急调派300多支医疗队、4万多名医务人员奔赴抗疫前线，火速组建了火神山、雷神山医院及16家方舱医院，使治愈率大幅度地提升。同时，改造现有医院、征用宾馆、培训中心和疗养机构作为隔离点，通过建立梯次布局的应急防治网络，扩容床位近11万张，有效地救治患者并隔离密切接触者。

疫情的暴发对百姓生活造成了巨大的影响，改变了人们的生活方式、行为习惯。为了保护儿童青少年健康，国家采取了一系列的措施：延迟开学，关闭校外辅导机构，推迟高考、研究生复试、全国英语等级考试等各项考试，毕业生答辩、企业招聘等同时也受到不同程度的影响。教育部要求在疫情没有得到基本控制之前、在学校的基本防控措施没有到位之前、校园和师生的公共安全得不到保障之前不开学。同时要求各地各校都要制定详细的应急预案，一旦出现聚集性疫情的暴发，要立即采取果断措施，并及时上报。

三、案例启示

新型冠状病毒肺炎疫情是对中国人民的生命安全和身体健康的重大威胁，

也是对卫生事业的严重挑战。疫情暴发以来，我国充分发挥制度优势，全国人民众志成城、团结一致，同病毒开展斗争。这次疫情是对我国治理体系和治理能力的一次大考，其中的疫情研判、危机应对、社会治理和复工复产等方面的种种做法，为我们有序有效应对突发公共卫生事件、化解疫情风险危机提供了启示。

（一）依法防控

根据《中华人民共和国传染病防治法》《突发公共卫生事件应急条例》等相关法律法规，坚持依法防控，从立法、执法、司法、守法各环节切实推进疫情防控工作。

《中华人民共和国传染病防治法》规定在中华人民共和国领域内的一切单位和个人，必须接受疾病预防控制机构、医疗机构有关传染病的调查、检验、采集样本、隔离治疗等预防、控制措施，如实提供有关情况。这次新型冠状病毒肺炎的防控中，无论减少外出、救治隔离、排查人群，还是延长假期、捐款捐物、保障供应，都得到了广大人民群众的积极参与和无私支持。

（二）科学防控

科学防控关键在于控源头、防扩散、抓救治，提出早发现、早报告、早隔离、早治疗的防控要求和集中患者、集中专家、集中资源的救治要求，是把提高收治率和治愈率、降低感染率和病死率作为突出任务来抓。第一，集中救治。应收尽收、应治尽治是控制传染源的一个非常重要的决策。第二，阻断传播。坚决抓好外防输入、内防扩散这两大环节，尽最大可能切断传播途径、控制疫情波及范围。第三，科学宣传。通过广泛普及疫情防控知识，引导百姓正确、理性地看待疫情，既增强自我防范意识和防护能力，又不过度恐慌。第四，疫情研判。疫情研判要有超前性、预见性、果断性，要有专业知识的支撑。

（三）联防联控

新型冠状病毒肺炎疫情发生以来，在党中央坚强领导下，坚持全民动员、联防联控、群防群控，采取最全面、最严格、最彻底的防控举措，构建了最严密的防控体系。全国400多万名社区工作者坚守一线，在65万个城乡社区承担起疫情监测、出入管理、宣传教育、环境整治、困难帮扶等工作，与广大居民群众一道共同筑起了疫情防控的坚强堡垒。世界卫生组织认为，中国采取的是一种"全政府、全社会策略"，值得世界学习和借鉴。

（四）科技支持

在强大的制度保障下，针对疫情防控的科技攻关，展现出惊人的速度。不管快速组成多领域顶级专家科研攻关组，还是科研、临床、防控互相协调、紧密配合，都凝聚着新型举国体制的力量。这些知识和技术的突破和积累为疫情防控提供了重要的科技支撑。

（五）举国体制

疫情暴发以来，从中央到地方以战时状态全力保障人民生命安全和身体健康。在疫情面前中国政府速度之快、规模之大，世所罕见，党中央的集中统一领导和众志成城凸显了中国特色社会主义制度优势。

首先社会主义公有制可以集中财力办大事，对患者实施免费治疗，最大限度减少死亡；大规模调度生产各种救援物资，保障治疗有序进行。其次共产党的坚强领导具有最大的凝聚力、向心力，坚持全国抗疫一盘棋。各省积极响应国家对口支援的策略。第三是下沉到村落、社区的基层党组织网络体系，拥有强有力的组织行为来完成抗疫行动。第四是大量的民营企业家与公益组织潜藏着巨大的资金、人才、技术等资源，在抗击疫情的过程中发挥了高效灵活的作用。

第三节　流行现状

一、国内流行情况

2019年12月底，武汉市发布通报，发现多例不明原因肺炎病例。至2020年1月20日，累计报告新型冠状病毒感染的肺炎确诊病例217例，证实了人与人的传播。

2020年3月初，通过采取一系列预防控制和医疗救治措施，我国疫情上升的势头得到一定程度的遏制，大多数地区疫情缓解。

截至2020年10月16日24时，我国现有确诊病例259例，疑似病例5例，累计治愈出院病例80766例，累计死亡病例4634例，累计报告确诊病例85659例。累计追踪到密切接触者844662人，尚在医学观察的密切接触者8040人。境外输入现有确诊病例246例，疑似病例5例，累计确诊病例3097例，累计治愈出院病例2851例，无死亡病例。

二、国外流行情况

2020年1月下旬，日本、韩国、泰国等开始有报告新型冠状病毒肺炎病例，之后境外报告病例数量逐渐增加。截至2020年10月16日，疫情覆盖全球212个国家和地区，海外累计确诊3956余万人，死亡110余万人，现有确诊病例近913万人。美国、印度、西班牙、法国、英国、巴西发病人数较多。美国目前累计确诊病例829余万例、死亡人数超过22万。

第四节　症状与危害

一、临床特点

（一）临床表现

新型冠状病毒肺炎以发热、干咳、乏力为主要表现。部分患者以嗅觉、味觉减退或丧失等为首发症状，少数患者伴有鼻塞、流涕、咽痛、肌痛和腹泻等症状。重症患者多在发病一周后出现呼吸困难和/或低氧血症，严重者可快速进展为急性呼吸窘迫综合征、脓毒症休克、难以纠正的代谢性酸中毒和出凝血功能障碍及多器官功能衰竭等。值得注意的是，重型、危重型患者病程中可为中低热，甚至无明显发热。轻型患者可表现为低热、轻微乏力、嗅觉及味觉障碍等，无肺炎表现。

儿童病例症状相对较轻，部分儿童及新生儿病例症状可不典型，表现为呕吐、腹泻等消化道症状或仅表现为反应差、呼吸急促。多数患者预后良好，少数患者病情危重。

（二）实验室检查

1.一般检查

发病早期外周血白细胞总数正常或减少，可见淋巴细胞计数减少，部分患者可出现肝酶、乳酸脱氢酶、肌酶和肌红蛋白、肌钙蛋白和铁蛋白增高。

2.病原学及血清学检查

（1）病原学检查。采用逆转录聚合酶链式反应（RT-PCR）或/和高通量测序（NGS）方法在鼻咽拭子、痰和其他下呼吸道分泌物、血液、粪便等标本中可检测出新型冠状病毒核酸。检测下呼吸道标本更加准确。

（2）血清学检查。新型冠状病毒特异性免疫球蛋白M（IgM）抗体、免疫球蛋白G（IgG）抗体发病1周内阳性率均较低。需结合流行病学史、临床表现和基础疾病等情况进行综合判断。

（三）胸部影像学

早期呈现多发小斑片影及间质改变，以肺外带明显。进而发展为双肺多发磨玻璃影、浸润影，严重者可出现肺实变，胸腔积液少见。

二、诊断标准

（一）疑似病例

要结合流行病学史和临床表现综合分析。

1. 流行病学史。发病前14天内，有病例或无症状感染者报告社区的旅行史或居住史，或者与病例或无症状感染者有接触史，或者接触过来自有病例或无症状感染者报告社区的发热和/或有呼吸道症状的患者。

2. 临床表现。有发热和/或呼吸道症状；有新型冠状病毒肺炎影像学特征；发病早期白细胞总数正常或降低，淋巴细胞计数正常或减少。

（二）确诊病例

疑似病例同时具备病原学或血清学证据之一者：

（1）实时荧光RT-PCR检测新型冠状病毒核酸阳性；

（2）病毒、基因测序，与已知的新型冠状病毒高度同源；

（3）新型冠状病毒特异性IgM抗体和IgG抗体均为阳性；

（4）新型冠状病毒特异性IgG抗体由阴性转为阳性或恢复期IgG抗体滴度较急性期呈4倍及以上升高。

三、临床分型

临床上，根据病人发热、气促、呼吸道症状、指氧饱和度、动脉血氧分压、吸氧浓度及肺部影像学等表现分为轻型、普通型、重型、危重型。

四、病理改变

（一）肺脏

肺脏呈不同程度的实变。实变区主要呈现弥漫性肺泡损伤和渗出性肺泡炎。不同区域肺病变复杂多样，新旧交错。

（二）脾脏、肺门淋巴结和骨髓

脾脏缩小。白髓萎缩，淋巴细胞数量减少、部分细胞坏死；红髓充血、灶性出血，脾脏内巨噬细胞增生并可见吞噬现象；骨髓造血细胞或增生或数量减少，粒红比例增高；偶见噬血现象。

（三）心脏和血管

心肌细胞可见变性、坏死，间质内可见少数单核细胞、淋巴细胞和（或）中性粒细胞浸润。部分血管内皮脱落、内膜炎症及血栓形成。

（四）肝脏和胆囊

肝细胞变性、灶性坏死伴中性粒细胞浸润；肝血窦充血，汇管区见淋巴细胞和单核细胞浸润，微血栓形成。胆囊高度充盈。肝脏和胆囊可见新型冠状病毒核酸检测阳性。

（五）肾脏

肾小球毛细血管充血，偶见节段性纤维素样坏死；球囊腔内见蛋白性渗出物，近端小管上皮变性、脱落，远端小管易见管型。肾间质充血，可见微血栓形成。

（六）其他器官

脑组织充血、水肿，部分神经元变性。肾上腺见灶性坏死。食管、胃和肠管黏膜上皮不同程度变性、坏死、脱落。

目前，我们对新型冠状病毒肺炎的认识还较少和肤浅，流行规律和致病机理、诊断标准、治疗方案、康复情况都有待进一步研究和完善。

第五节　预防和控制

2020年1月20日，我国将新型冠状病毒肺炎纳入《中华人民共和国传染病防治法》规定的乙类传染病，并采取甲类传染病的预防、控制措施。同时将新型冠状病毒感染的肺炎纳入《中华人民共和国国境卫生检疫法》规定的检疫传染病管理。

围绕传染源、传播途径和易感人群三个环节，采取以控制传染源、切断传播途径和保护易感人群为主要内容的综合防控措施。主要包括以下内容：

一、控制传染源

控制传染源是从源头上控制疫情发展的首要措施和关键环节，对传染源的控制包括收治病人、封闭管理、严格把控出院标准及出院后管理等措施。

（一）重症病人的管理

精准发现传染源并及时控制是防止医院感染事件发生的重要任务。重症病人多为病情较重的住院病例，其活动范围虽然受限，但患者排毒量大、排毒时间久，是医院感染的传染源之一。对住院患者加强排查，重视各个诊疗环节的可能传播机会，做好疫源地随时消毒与终末消毒。

（二）轻症病例及无症状感染者的管理

对医院门诊，特别是发热门诊实施科学管理，做好流行病学调查处置工作，强化社区呼吸系统症状病人的就医流程及流行病学排查工作对社区防控十分重要。轻症病例及无症状感染者由于病情较轻、活动范围较大，传播机会更多，是社区传播的主要传染源。

（三）入境人员管理

2020年3月中旬开始，意大利、伊朗、西班牙和德国等国家发病人数迅速增加，均超过万例。3月16日零时起，我国所有入境人员均采取发热排查、实施健康申报等措施，加强国境卫生检疫，及时发现新冠病例及无症状感染者。无症状人员也需要转送至集中隔离观察点进行14天集中观察。

二、切断传播途径

查清传播途径是流行病学调查的主要内容之一，切断传播途径是主要的防控策略。为有效地切断传播途径，全国31个省、市、自治区均启动重大公共卫生事件一级响应，取消集会，关闭餐饮、娱乐场所，延长春节假期、学校延期开学、减少工厂生产、禁止工地施工。具体防控措施如下：

（一）高流行区的社区防控

在离汉通道关闭后，对社区传播的阻断成为控制疫情的关键。部署社区"确诊、疑似、发热、密接"人员分类集中管理，开展"拉网排查""集中收治""清底排查"三项重点工作。加强核酸检测能力，精准指导重点单位、重点场所和重点人群的防护。

（二）低流行区的社区防控

社区是疫情联防联控的第一线，也是外防输入、内防扩散最有效的防线。实施网格化、地毯式管理，配合疾病预防控制机构开展流行病学调查，对密切接触者进行规范管理。同时发布健康提示、开展主动健康监测，及时发现有流行病学史并且出现发热或呼吸道症状的人群。

三、保护易感人群

新型冠状病毒首次出现，人群普遍易感。国家卫生健康委针对老年人、学生、儿童等特殊人群，以及学校、托幼机构和养老院等特殊场所发布相应的新型冠状病毒肺炎防控方案，针对不同人群采取不同的防控策略。

（一）密切接触者管理，防控聚集性疫情

1. 加强对病例密切接触者的排查和管理。对病例的密切接触者进行采样检测，可以尽早发现可能存在的传染源。

2. 疫情初期以散发病例为主，随后聚集性疫情的比例不断增加，成为疫情发展的主要部分。杜绝各种聚集性活动，认真落实各项预防控制措施，严格掌握病例出院标准，加强密切接触者的追踪和管理。

（二）院内感染防控

院内感染已成为社会高度关注的热点问题，应加强防护培训，特别是对呼吸科、传染病科以外的人员培训。对口腔等高危型专科实施应急停诊，对住院手术、发热和有呼吸道疾病的病例开展新型冠状病毒核酸检测，阳性者转入定点医院治疗。

（三）流动人员的疫情防控

加强复工复产、恢复全国机关和企事业单位正常工作秩序，会面临因大量人员流动引起疫情传播的风险。地方各级部门按国家预案制定规范和工作方案，加强对发热人员的监测和医学观察，制定严格的流出、流入人员监管措施，严格公路、铁路、民航、水运等各种交通设施及工作场所防控措施，实施错峰调度，控制公共交通工具上座率，并设置隔离区，出现疑似病例时可暂时隔离。

（四）其他群体

对于公共交通从业人员、出差人员等流动性大的群体需做好个人防护，减少不必要的接触。同时，对监狱、养老院、精神病院等特殊场所，继续实施严格的封闭管理，防止管理人员带入病原，暂停家属探视。

（五）个人防护措施

利用电视、互联网等媒体开展健康教育；鼓励公众减少与病人的接触，倡导戴口罩、勤洗手、多通风、少聚集，保持个人卫生，加强自我防护。

1. 增强体质和免疫力。均衡饮食、适量运动；学会自我调控情绪，养成乐观、开朗的性格，建立良好的人际关系，增强免疫力。

2. 保持良好的个人卫生习惯。勤洗手，不要随地吐痰；在咳嗽或打喷嚏时，用纸巾将口鼻遮住，防止病菌传播；避免用手触摸眼睛、鼻或口。

3. 坚持安全的饮食习惯。食用肉类和蛋类要煮熟，避免接触野生动物和家禽家畜。倡导分餐制，使用公勺公筷。

4. 保持周围环境清洁和通风。每天开窗通风次数不少于3次，每次不少于30分钟。

5. 密切关注发热、咳嗽等症状，出现呼吸道感染症状，居家隔离，严重者及早就医。

6. 尽量避免到公交车、地铁、轮船和飞机等人群聚集和空间密闭的场所，避免各类聚会。

7. 去医院看病、探望病人时，尤其是去医院的发热门诊或呼吸科就诊时一定要戴上口罩；尽可能避免与有呼吸道疾病症状的人密切接触。

（六）做好预防接种工作

做好职业暴露风险较高人群、有感染风险人群、维持社会正常生产生活运行的人群，以及依据疫苗研发进展、临床试验结果和疫情防控需要，开展疫苗接种工作，建立人群免疫屏障，保护人民群众健康，维护社会生产和生活秩序。

四、学校疫情防控

幼儿园、中小学校是学生集体生活的场所，易感人群集中，易导致交叉感染。为维护师生生命健康安全、维护校园正常生活教学秩序，教育部编写了《幼儿园新型冠状病毒肺炎防控指南》《中小学校新型冠状病毒肺炎防控指南》，对幼儿园及学校做好应对疫情工作具有较好的指导意义。

（一）制定防控制度

1. 学校应该围绕关键环节和重点措施制定专门的疫情防控方案、应急处置预案和工作制度，确保各项防控措施落实到位。

2. 教育部门和学校要与卫生健康、疾病控制以及就近的定点医疗机构、社区卫生服务中心做好沟通，形成"点对点"的协作机制。

（二）做好人员管控的要求

1. 开展每日健康监测，尤其是体温监测，加强对教职工、学生的晨午检，对住校学生增加晚检，加强学生因病缺课以及教职工因病缺勤的监测，严禁教职工带病上岗、学生带病上课。

2. 控制校内的人员密度，实施相对封闭的管理措施，控制聚集性活动、人与人之间保持安全的社交距离。

（三）开展校园环境整治和师生健康教育

1. 要加强教室、食堂、宿舍及洗手间、洗漱间的环境卫生，以日常清洁为主、预防性消毒为辅，不需要天天消毒。

2. 对高频接触的物体表面要提升消毒频次、清洁频次，加强通风换气。对一些教室、办公室可全天保持通风状态。

3.师生要养成良好的卫生习惯，保持手卫生，并且要做好自我防护。

（四）做好疫情应急处置

1.如果师生发现自己有可疑症状，要及时向学校报告，并采取居家隔离或者到医疗机构就诊排查的措施。

2.一旦发现新型冠状病毒肺炎的疑似病例或者确诊病例应该立即启动应急处置机制，在专业机构指导下开展疫情处置，配合疾控机构等相关部门做好密切接触者排查管理。

五、应对与挑战

（一）防控模式的转变

在抓好疫情防控和积极推进复工复产的形势下，要不断对国内外疫情新变化进行评估和研判，不断调整防控策略。当前，我国的疫情防控工作已经从应急状态进入到常态化防控状态。国务院联防联控机制印发了《关于做好新冠肺炎疫情常态化防控工作的指导意见》，提出了有针对性、可操作性的常态化防控工作措施：

一要坚持预防为主。做到科学佩戴口罩、减少人员聚集并加强通风消毒，同时要提高健康素养。

二是落实"四早"措施。做好专业机构防控工作的常态化，将及时发现、快速处置、精准管控、有效救治的基本方略贯穿到专业机构的日常工作，自觉做到早发现、早报告、早隔离、早治疗，及时发现传染源，阻断传播途径。

三是突出重点环节。做好重点场所、重点机构、重点人群防控工作的常态化。对医疗机构、学校、养老机构、监管场所等重点机构要认真排查，降低受疫情影响的风险。

四是强化支撑保障。一方面要扩大检测范围，推进疫苗、药物的科技攻关和快速检测试剂、设备的研发；另一方面要发挥大数据的作用，落实健康码互通互认，推进人员安全有序流动。

五是加强组织领导。全面落实地方党委政府的属地责任、企业事业单位的主体责任，动态调整风险等级和应急响应级别。

（二）面临的挑战

1.传染源将长期存在

只要全球疫情没有完全控制，我国将持续面临境外输入病例的风险。另外，无症状感染者也可能导致"隐匿"传播，是今后发生疫情的潜在风险之一。

2. 传播途径难以彻底切断

新型冠状病毒肺炎的主要传播途径为经呼吸道飞沫和密切接触传播，传播途径容易实现。随着人群聚集性增加、人际距离缩小，一旦有传染源进入，如果在管理和防护上有漏洞就会增加传播的风险，甚至出现聚集性疫情。

3. 没有形成免疫屏障，易感人群众多

新型冠状病毒人群普遍易感，绝大多数人无免疫力。一旦进入新的传染源没有及时被控制住，很容易在人群中蔓延，引起疫情反弹。

人类社会的进步和发展始终伴随传染病的威胁，传染病的发生、传播与流行是自然与人类平衡的被动选择，我们坚信人类能很快战胜疾病、建立新的平衡与和谐。新型冠状病毒肺炎已纳入国家法定传染病管理，随着其防控工作的不断深入，技术信息日渐丰富，相关知识快速更新，科学预防的措施将逐步完善。

（吴　明　刘懿卿）

第二章　呼吸道传染病的防控

　　呼吸道传染病是影响人群健康，特别是影响中小学生健康的主要疾病，更是学校公共卫生安全的主要威胁。加强呼吸道传染病的防控，普及预防知识和技能，进而预防和减少呼吸道疾病，提高中小学生健康水平，确保中小学生健康安全，是家长、学校和社会共同的责任。

第一节　概　述

一、基本概念

　　呼吸道传染病，是指某种特定类型病原体从鼻腔和口腔等进入人体，所引发的有传染性的疾病。包括肺鼠疫、传染性非典型肺炎、肺炭疽、新型冠状病毒肺炎、人感染高致病性禽流感（H7N9）、肺结核、流行性感冒、麻疹、风疹、流行性腮腺炎、百日咳、白喉、猩红热、流行性脑脊髓膜炎等。

二、呼吸道传染病的特点

（一）病原微生物复杂且种类繁多

　　呼吸道传染病的病原微生物主要有衣原体、支原体、病毒、细菌等，病毒为上呼吸道感染的主要病原体（图2-1），而病毒与细菌结合则会导致下呼吸道感染。

（二）传染速度快且范围广

　　人体的呼吸道和外界相通，保护屏障较弱，更加容易受到病原体的攻击，中小学生处于生长发育时期，各器官组织尚未

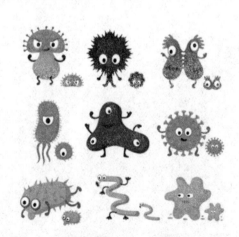

图2-1　呼吸道病毒家族，种类繁多，数量庞大

发育成熟，免疫力缺乏，成为呼吸道传染病的高发人群，并且学校人员密集，校园中只要有一例患者，就会持续出现新病例，造成呼吸道传染病患者数量骤增，继而形成流行性急性呼吸道传染病流行，引发学生公共安全和健康风险。

（三）发病时间主要集中在冬春季节

春天气候回暖，为细菌、病毒等病原体的快速繁殖提供良好的环境，多数呼吸道传染病均在春季频发；冬季气温寒冷，学生上课时大都紧闭门窗，且多在室内活动，彼此之间的接触机会增加，导致已存在的病毒、细菌等病原体在不流通的空气中循环传播，从而导致呼吸道传染病的暴发。

三、流行过程

流行过程指病原体由传染源排出，经过一定的传播途径，进入易感者体内形成新的感染并发展的过程。传染病的流行必须具备传染源、传播途径、易感人群三个基本环节，缺一不可，同时传染病的流行过程还受自然环境和社会环境的影响。

（一）基本环节

1.传染源

呼吸道传染病患者是呼吸道传染病的主要传染源，尤其是百日咳、水痘及麻疹等患者是唯一的传染源。外表健康却带菌的人群及隐性感染病患都是呼吸道传染病的重要传染源，并且飞禽类等动物也携带多种病毒和细菌，导致人们出现呼吸道感染的现象。

2.传播途径

（1）飞沫传播

经空气中的飞沫进行传播是呼吸道传染病最普遍的传播途径。飞沫由人打喷嚏、说话或咳嗽产生，许多易感人群在生活中不注意卫生、防护等细节，给飞沫传播提供了机会。

（2）接触传播

呼吸道传染病也可经接触的方式进行传播，例如呼吸道传染病病人用过的水杯、餐具，或用被污染的手、毛巾去揉眼睛和鼻子，病毒通过黏膜进入人体，都能成为传播途径。（图2-2）

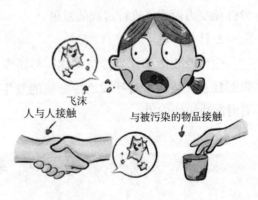

图2-2　接触传播

（3）气溶胶传播

气溶胶传播指呼吸道传染病患者通过说话、打喷嚏的形式将病原微生物排放到空气中，经蒸发后空气中残留的病原微生物有强大的生存能力，能存活数天之久，易感人群吸入后可引起发病。（图2-3）

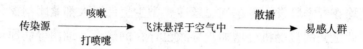

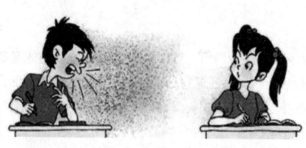

图2-3　气溶胶传播

3.易感人群

人群对多数呼吸道传染病普遍易感，尤其是中小学生等免疫力较弱的群体。

（二）影响因素

1.自然环境

自然环境中的各种因素，包括地理、气候和生态等对呼吸道传染病流行过程有重要影响。它们不仅直接影响病原体在外环境中的存活，也通过降低机体非特异性免疫力而促进流行过程的发展。

2.社会环境

生产及生活条件、传统文化、经济发展水平和社会制度、医疗卫生水平、人口等社会环境因素对呼吸道传染病的发生、发展以及终止都具有重大的作用，且有时起决定性作用。

第二节　案例分析

学校暴发水痘疫情，影响教学秩序和中小学生健康案例。

一、案例概述

近年来，有关中小学生呼吸道传染病事件的报道屡见于各种媒体。2017年5月，天津某区一小学发生水痘暴发事件。全校仅有1栋高3层的教学楼共有6个年级15个班，教职工36人，学生510人。首例患者为二年2班学生，赵某，男，9岁，5月22日上午出现发热（最高38.5℃），当日在某镇诊所诊断为水痘，疫情未上报，该生自5月23日至6月4日居家隔离治疗。病前3周未接触过水痘或带状疱疹病人，未接种过水痘疫苗。首发病例可能在校外感染，感染后仍上课，传播给班内其他同学。有2例同乘校车上下学，可能是乘车传播。学校于6月1日举行活动，活动中可能发生传播。6月3日该班级陆续出现类似病例，另有5个班级也出现类似病例，截至7月18日，该校出现水痘症状者18例。此次水痘暴发事件病例有班级聚集性，主要分布在一、二、三年级的6个班，罹患率最高为二年2班。患儿主要表现为躯干、胸背部、颜面部等部位出现丘疹，丘疹细小、突起、颜色红、发痒，其中6例出现发热。

二、案例处置

5月22日上午首例患者赵某被诊断为水痘，学校令该生自5月23日至6月4日居家隔离治疗，但疫情未上报。自6月3日起，二年级2班陆续出现类似病例。6月4日，学校向当地疾控机构上报了此次水痘疫情，在疾控机构的指导下，该校落实了以下防控策略。

1. 认真落实晨检制度。一旦发现发热，身体出现红色斑疹、丘疹或水疱的学生立即要求其去医院诊治，并把每天的病例统计情况及时向疾控机构报告。

2. 居家隔离措施。对水痘病例按水痘的隔离标准进行隔离，隔离期间发病学生严禁参加补习班及乘坐校车。隔离期至疱疹完全结痂为止，或发病后21天。

3. 加强消毒、通风措施。辖区疾控机构专业消毒人员对该校所有教室、活动室等室内进行了超低容量喷雾消毒。建议学校对教室和楼道地面、桌椅、门把手、楼梯走廊等公共区域每天消毒，室内每天至少通风2次，每次30分钟。

4. 加强宣传教育。学校以书面致信形式向学生家长宣传水痘防治知识，使学生家长更好地配合学校落实水痘防控措施。

5. 水痘是一种急性呼吸道传染病，传染性强，接种水痘疫苗是有效控制该类传染病的措施。经区卫计部门批准，该校一至三年级学生及教职工开展了水痘疫苗应急接种工作。

6. 密切监控疫情进展。落实防控工作，加强周边幼儿园、学校疫情监测工作，主动搜索水痘疫情。

经疾控机构、学校和家长配合，严格落实水痘防控策略，有效避免了疫情蔓延，截至7月19日，该校再无新发病例。

三、案例启示

1. 疫情报告敏感性有待提高。5月22日首例患者被诊断为水痘，该校校医未及时向疾控机构上报疫情，说明目前学校卫生传染病报告工作存在漏报现象，疫情报告的敏感性有待进一步提高。

2. 预防接种是最直接有效的防控措施。据了解该市中小学生水痘疫苗接种率仅为68.5%，一般人群中水痘疫苗接种率和覆盖率要达到85%～90%才能控制水痘的流行，可见目前适龄儿童中存在较大的免疫空白，这是水痘发病率居高不下并时常暴发的主要原因之一。控制水痘疫情最有效的措施是应急接种水痘疫苗，在接触3～5天内接种疫苗的有效率是90%。由于上报不及时等原因使应急免疫接种时间延迟，导致校内18人感染水痘。

3. 应急处置要及时。距首例发病时间十多天，该校才向疾控机构上报疫情并采取严格的防控策略。首例患者发病后，学校仍忽视学生的晨检制度，未对首例患者的密切接触者进行相应的排查工作，说明学校对疫情重视不够，处置措施采取不及时而致疫情扩散，影响学生健康和学校公共卫生安全。

第三节　常见呼吸道传染病的种类与流行现状

一、常见呼吸道传染病的分类

呼吸道传染病的分类方法很多，以下介绍最常见的2种分类。

（一）按病原体种类分类

1. 病毒性疾病。流行性感冒、流行性腮腺炎、麻疹、天花、水痘等；
2. 细菌性疾病。肺结核、百日咳、白喉、猩红热等。

（二）按疾病危害程度分类

《中华人民共和国传染病防治法》对传染病进行了分类，按疾病的危害程度分为甲、乙、丙三类。

1. 甲类。鼠疫；

2. 乙类。新型冠状病毒肺炎、传染性非典型肺炎、人感染高致病性禽流感、甲型H1N1流感、麻疹、肺炭疽、肺结核、流行性脑脊髓膜炎、百日咳、白喉、猩红热；

3. 丙类。流行性感冒、流行性腮腺炎、风疹；

4. 其他。水痘等。

二、常见的呼吸道传染病

常见的呼吸道传染病有流行性感冒、流行性脑脊髓膜炎、流行性腮腺炎、麻疹、风疹、水痘等。新型冠状病毒是新发呼吸道传染病。（图2-4）

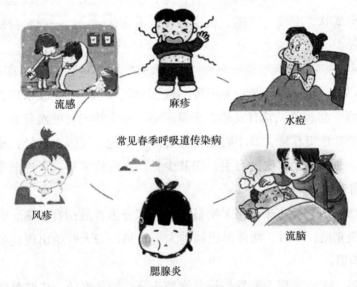

流感　麻疹　水痘

常见春季呼吸道传染病

风疹　流脑

腮腺炎

图2-4 常见呼吸道传染病

三、流行现状

目前，流感、水痘、麻疹、流行性腮腺炎等常见的呼吸道传染病，通过积极实施预防接种产生良好的防控效果。

2003年的传染性非典型肺炎、2005年的人感染高致病性禽流感、2009年的甲型H1N1流感、2012年的中东呼吸综合征、2019年的新型冠状病毒肺炎等都是近年来危害较大的新发呼吸道传染病。纵观传染病的发展史，呼吸道传染病疫情从未间断，其社会危害巨大，应引起我们高度重视。

第四节　症状与危害

一、症状

（一）一般症状

呼吸道传染病一般起病急，有发热、乏力、干咳等症状；部分伴有鼻塞、流涕、腹泻等症状；部分患者仅表现为低热、轻微乏力等，无肺炎表现；严重者可快速由呼吸困难进展为急性呼吸窘迫综合征等重症或死亡。

（二）常见呼吸道传染病的症状

1. 流感。一般表现为发病急，有畏寒、发热、乏力、头痛及全身酸痛等明显的全身中毒症状，咽痛、咳嗽、流涕等呼吸道症状轻，而一般全身症状较重呼吸道症状较轻。

2. 麻疹。初期症状与普通感冒相似，主要有发热、咳嗽、流涕、眼结膜充血等；发热2~3天后，口腔黏膜有麻疹黏膜斑，随之耳后、颈部、面部皮肤出现斑丘疹。

3. 水痘。起病急，常有发热、全身不适，在发病当日或次日开始出现皮疹，起初为小的红色斑丘疹，数小时变为椭圆形小水疱，周围有红晕；出现部位以躯干、头皮、面部、腰部皮肤为主，四肢少见；水疱持续3~4天逐渐干缩、结痂，脱痂后不留瘢痕。

4. 风疹。部分轻症患者可无明显症状，部分患者最初有发热、咳嗽、流涕、咽痛、结膜充血，耳后、枕部淋巴结肿大，发热1~2天开始出现皮疹，2~3天皮疹可逐渐消退。

5. 流脑。主要表现为突发高热、剧烈头痛、频繁呕吐、皮肤黏膜瘀斑、烦躁不安、颈项强直、神志障碍及抽搐等神经系统症状。

6. 流行性腮腺炎。发病前期出现肌肉酸痛，食欲不振、浑身无力，头痛、发烧、嗓子痛、结膜炎等症状。潜伏期14~25天，一般平均18天左右，出现以耳垂为中心的腮腺肿大，呈梨形肿胀，有明显胀痛，局部灼热但不红等临床症状。

7. 肺结核（见第五章）。

二、危害

（一）从个人角度，感染呼吸道传染病会出现发烧、咳嗽、流涕、头痛等症状，会使他们的身体十分难受，心情亦受到影响。呼吸道传染病传染性极强，患病后必须在家隔离，不仅耽搁正常学习，也会影响家人工作与生活。此外，传染病发病迅速，如控制不及时，会引起一些并发症，给身体造成极大的伤害，严重者可致死。同时，治疗疾病也要花钱，增加了家庭经济负担。

（二）从社会角度，学校人群密度高、接触密切，是呼吸道传染病的高发场所。传染病疫情一旦暴发，如果监测不利，患者的发现延误，不但耽误自身的病情，也会造成校内迅速传播，也可能再通过学生父母，造成社会性大面积的传播。这不仅会危害自身的身心健康，扰乱学校教学秩序，也给当地医疗卫生系统的救治工作造成极大的压力。同时为控制疫情蔓延，必要时还得安排学校停课、商业停业、体育馆等休闲娱乐场所停业，这将会使整个社会处于混乱状态。

第五节　预防和控制

一、学校及相关部门防控策略

（一）加强传染病相关知识的普及

1. 卫生部门应与学校展开良好的合作，定期派专业人员到学校进行呼吸道传染病相关知识讲解，采取简单明了的语言，保证学生能够听懂，同时鼓励学生积极提出自己的问题，讲解人员给予明确及时的解答；

2. 学校根据学生年龄特点制作相应的知识宣讲视频定期循环播放，例如针对年龄较小的小学生，宣讲的视频内容以动画为主，色彩鲜艳一点儿，用语有趣一点儿，吸引学生的注意力，有助于他们更好地观看视频，更全面地掌握疾病知识要点；

3. 学校做好与家长的沟通工作，保证学生在校外能避免感染呼吸道传染病。

（二）改善学生的学习环境

1. 学校老师应该监督学生定期进行教室、寝室等地方开窗通风工作，保证学生学习、生活环境通风良好，保证每次开窗至少半小时以上，2~3次/天，减少病原体的滋生和传播；

2. 定期组织学生使用化学消毒剂对寝室、教室等地方进行消毒，在条件允许的情况下可采用过氧乙酸熏蒸或喷雾，并在完成熏蒸或喷雾后对已消毒场所密封半小时；

3. 学校领导组织专门的人员对学校食堂等区域进行消毒处理，同时做好公共餐具的消毒处理工作。

（三）加强日常防护工作

1. 学校可组织学生进行适量的晨跑运动、课间操，为学生设定除体育课之外的专门户外活动时间，加强血液循环，增强学生的体质，提高学生免疫力；

2. 加强学生个人卫生，学校应在公共洗手池放置洗手液或肥皂供学生洗手使用，叮嘱学生使用流动水洗手，用干净的纸巾或毛巾将手擦拭干净；

3. 在餐前以及便后均需立即洗手，在接触了呼吸道分泌物之后也应立即洗手，同时在咳嗽或者是打喷嚏时使用纸巾将口鼻掩住，避免病原体经飞沫传染给他人。中小学生的年龄尚小，自身保护意识较低，需要老师进行相应的监督工作。

（四）倡导健康生活方式

1. 学校应保证学生拥有充足睡眠，有利于学生机体各种功能的自行调节，增强学生抵抗能力；

2. 学校要保证学生饮食均衡，注意营养的搭配，每天摄入适量的维生素、脂肪、淀粉及蛋白质；同时叮嘱学生平时多喝水。

（五）有效切断传播途径

1. 对已存在呼吸道传染病的学生，学校宜将其隔离，请家长将其带回家进行隔离治疗，避免疾病进一步扩散；

2. 针对与传染病学生接触的其他学生，立即进行相应的排查工作，消除潜存隐患；

3. 对传染病学生接触过的物品进行严格消毒，使用含氯消毒剂对物品擦拭，对整个教室、寝室进行消毒，避免感染其他学生；

4. 对适龄学生，在流行季节前叮嘱家长带领学生到预防接种机构进行预防接种。

（六）做好校外指导工作

1. 对健康学生学校应召开学生家长会，讲解相关注意事项，为学生准备口罩，出门时佩戴，尽量减少其出门的次数以及在外面玩耍的时间；对已患病的学生校医应与学生家长保持联系，指导学生在家隔离治疗，密切关注学生病情；

2. 叮嘱家长监督学生尽量不去人口密集的场所，远离传染病患者，做好学生在家的个人卫生工作；

3. 在学生返校的时候，学校领导可组织校医在学校门口对学生的基本情况进行检查，避免已感染却不自知的呼吸道传染病学生进入校园中。

二、个人防控策略

（一）通用预防措施

1.佩戴口罩

戴口罩是预防呼吸道传染病的重要手段之一，中小学生正处于生长发育阶段，其脸形小，应为其选择适宜中小学生佩戴的防护口罩。

（1）选择什么样的口罩能有效预防传染病？

为了能够有效预防传染病，我们要选择符合国家卫生标准的口罩，如医用外科口罩、N95型口罩；不要选择纸质口罩、棉布口罩、海绵口罩和活性炭口罩，对于病原体的滤过率较低，达不到有效预防传染病的标准（见第十二章）。

（2）如何佩戴口罩？

佩戴步骤：①佩戴前，先查其是否在有效期内。②佩戴前将手清洗干净，戴口罩过程中避免手接触到口罩内侧面，减少口罩被污染的可能。③佩戴时，口罩浅色面为内，深色面朝外，金属条（鼻夹侧）朝上。上下拉开褶皱，使口罩覆盖口、鼻、下颌。④将双手指尖沿着鼻梁金属条，由中间至两边，慢慢向内触压，直至紧贴鼻梁。⑤适当调整口罩，使口罩周边紧紧贴合面部。

（3）使用后的口罩如何处理？

佩戴后，应该按正确方法摘下口罩。如果反复多次使用，口罩的防护效果下降，也易造成感染。如果在可使用时效内，且某些必须重复使用的特殊情况时，不要直接将口罩摘下来后塞在口袋或包里，应叠好（接触口鼻的一面朝里折叠）放在清洁的自封袋内，以免口罩内侧面被外面污染。摘下口罩后及时洗手。

健康人群佩戴过的口罩，按照生活垃圾分类的要求处理即可；疑似病例或确诊患者佩戴的口罩，不可随意丢弃，应视作医疗废弃物，严格按照医疗废弃物有关流程处理，不得再次进入流通市场。

2.勤洗手，必要时进行手消毒

用正确的方法洗手可以有效切断病毒的传播途径。在咳嗽打喷嚏后、接触外人或护理患者前后、准备食物前中后、用餐前、上厕所后、接触动物、处理垃圾后、户外运动、作业、购物、接触钱币后都应该及时洗手；若手上脏污不可见，可使用含有酒精成分的免洗洗手液；减少接触公共场所的公用物品和部位；在不确定手是否彻底清洁时，尽量避免用手接触口、鼻、眼；洗手一定要用流动水，不要用盆水，搓揉时间至少要20秒；不能只用清水洗手，要用肥皂或洗手液才能有效去除病原菌，如果使用肥皂，应保持清洁和干燥。最好使用一次性包装的洗手液，如使用替换装，每次分装前要将容器清洁消毒，当皂液有混浊或者变色时，应立即更换；如果使用含酒精成分的免洗洗手液，请留意产品说明中的有效期，一般开瓶后的使用期限不超过30天；洗手后不要在衣服上"蹭"干，提前准备好干手巾或烘干机。洗手步骤要正确（见第十二章）。

3. 开窗通风，改善空气质量

冬天是流感的多发期，天气寒冷很多人采取封闭式的生活方式，而人群聚集区域可能存在呼吸道传染病患者，在空气中会存在大量的细菌病毒，如果长期在此密闭空气中生活必然会感染呼吸道传染病，因此我们无论在学校、家中还是工作单位都必须时常通风换气，使室内空气保持流通从而防止细菌的积累滋生，定期还要向空气中喷洒84消毒液杀灭细菌、防止病毒继续传播。

（二）个人预防措施

1. 避免去人群密集场所

减少不必要的外出，尽量避免去封闭、人群密集且空气不流通的公众场合和人群密集场所。

2. 养成良好的卫生习惯

（1）勤通风（可参照通用防护措施）。

（2）勤洗手（可参照通用防护措施）。

（3）讲文明礼仪：咳嗽或打喷嚏时，尽量避开人群，用纸巾、手帕捂住口鼻。如果没有纸巾或手帕，可弯曲手肘捂住口鼻，尽量避免用双手遮盖。（图2-5）

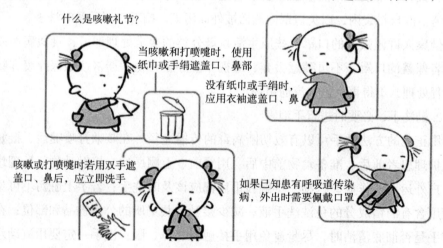

图2-5 咳嗽礼节

（4）多喝水：秋冬季气候干燥，空气中尘埃含量高，多喝水能够使人体鼻黏膜保持湿润，能有效抵御病毒的入侵，还有利于体内毒素排泄，净化体内环境。

3. 增强个人体质

易感人群容易感染上呼吸道传染病，一方面是由于病毒传播途径复杂，另一方面则是由于个人的体质较弱，抵抗力较差。所以我们应该在饮食上注意营养均衡、协调搭配，适当增加水分和维生素的摄入。在日常生活中增强个人的体育锻炼，只有这样才能提高个人免疫力。最重要的是在餐前便后及时洗手，注意个人卫生，不滥用他人的私人用品，从而避免疾病的产生，即便感染呼吸道传染疾病也不要滥用抗生素，要注意休息，适当用药。

4. 预防接种（见第七章）

（刘懿卿　吴　明　陈芳妮）

第三章 肠道传染病的防控

肠道传染病是影响人群健康的主要疾病。引起肠道传染病的因素较多且复杂，普及防控知识，提升防控能力，减少肠道传染病对人群健康的影响，确保中小学生公共卫生安全和健康成长，不仅是重要的责任，也是可以做到的工作。

第一节 概 述

肠道传染病是一组经消化道传播的传染病，病原体从病人和病原携带者的粪便、呕吐物中排出，污染了周围环境，再通过食物、水、手、苍蝇、蟑螂等媒介经口腔进入胃肠道，病原体在肠道内繁殖并产生毒素，破坏肠黏膜组织，进而引起肠道功能的紊乱和损害，出现相关症状引发疾病，其排出的病原体再传染给其他健康人。我国常见的肠道传染病有霍乱、细菌性痢疾、甲型和戊型病毒性肝炎、感染性腹泻等。

肠道传染病具有发病急、症状重、传染性强的特点，多数肠道传染病会有食欲不振、恶心、呕吐、腹痛、腹泻等胃肠道症状，有些伴有发热、头痛、肢体疼痛、全身中毒症状，若不及时治疗，可出现严重的并发症，甚至导致死亡，给人们的健康和生活造成极大威胁。

肠道传染病的传播途径有经水传播、食物传播、接触传播和生物媒介（昆虫）传播。夏季气温高、湿度大，有利于细菌的繁殖，食物容易受到污染，还可借助于苍蝇、蟑螂等污染食物和餐具。因此，做好"三管一灭"至关重要，即管理好水、粪和饮食卫生，消灭苍蝇。严格把好病从口入关，养成良好的卫生习惯，是预防肠道传染病的关键。

第二节　案例分析

健康带菌者引起的伤寒暴发流行案例。

一、案例概述

玛丽·梅伦1869年生于爱尔兰，15岁时移民美国。起初她给人当女佣。后来，她发现自己很有烹调才能，于是转行当了厨师，每月能赚到比做女佣高出很多的薪水。玛丽虽然身体一直健康，却携带伤寒杆菌，并相继传染多起、引发多人发病，最终被隔离在纽约附近小岛上的传染病房。医生对隔离中的玛丽使用了几乎可以治疗伤寒病的所有药物，但伤寒病菌却一直顽强地存在于她的体内。最终玛丽于1938年死于肺炎，而非伤寒，享年69岁。玛丽是美国发现的第一位无症状伤寒带菌者，历史上称之为"伤寒玛丽"。

二、案例处置

1906年夏天，纽约的银行家华伦带着全家去长岛消夏，雇用玛丽做厨师。8月底，华伦的一个女儿首先出现伤寒症状。接着，华伦夫人、两个女佣、园丁和另一个女儿相继感染。他们消夏的房子住了11个人，其中有6个人发病。华伦想办法找到了有处理伤寒疫情经验的专家索柏。索柏将目标锁定在玛丽身上。他详细调查了玛丽近7年的工作经历，发现玛丽换过7个工作，而每个工作地点都暴发过伤寒病，累计共有22个病例，其中1例死亡。

索柏高度怀疑玛丽携带伤寒病菌并持续不断排出体外，作为厨师可能在食物加工过程中使病菌污染食物，或是在生活上通过接触方式，致使他人发病。为验证自己的推断，索柏想方设法要得到玛丽的血液和粪便样本。他首先找到玛丽，但玛丽反应激烈，她认为自己身体健康，说她把伤寒传染给别人，简直就是对她的侮辱。后来，索柏试图通过地方卫生官员说服玛丽，但更加惹恼了她。最后，当地的卫生官员带着一辆救护车和5名警察把她抬进救护车送往医院。医院检验结果证实了索柏的怀疑，随后玛丽被送入小岛上的传染病房进行隔离。但玛丽始终不相信医院的结论，两年后她向卫生管理部门提起诉状。1909年6月，一家报纸刊登了一篇关于玛丽的长篇报道，引起公众一片唏嘘，卫生管理部门被指控侵犯人权。1910年2月，当地卫生管理部门与玛丽达成和解，解除对她的隔离，条件是玛丽同意不再做厨师，此案就此了结。

1915年，纽约一家妇产医院暴发了伤寒病，25人被感染，2人死亡。卫生管理部门很快在这家医院的厨房里找到了玛丽，她已经改称为"布朗夫人"。据说玛丽因为认定自己不是传染源才重新去做厨师的。但无论如何，公众对玛丽的同情心消失了，玛丽也自觉理亏，老老实实地回到了小岛上。医生对隔离中的玛丽进行全面治疗，但是她的体内一直存有伤寒病菌。玛丽也渐渐地了解了一些传染病知识，并积极配合医院的工作。1932年，玛丽患中风半身不遂，6年后即1938年去世。

三、案例启示

不能忽视"健康带菌者"。"伤寒玛丽"引起医学界对传染病学和免疫学的深入研究，作为"健康带菌者"即隐性感染者，玛丽在临床上没有任何症状，但体内却带有一定数量的伤寒病菌。这种状态虽不使人发病，但可起到传染源的作用，排出的病菌可以通过污染食物、水以及接触传播等方式传染给他人。由此可见"健康带菌者"作为传染源应引起高度警觉。

第三节　常见肠道传染病的种类和流行现状

一、肠道传染病的种类

（一）法定报告传染病中属于肠道传染病的有

甲类：霍乱；乙类：甲型和戊型病毒性肝炎、脊髓灰质炎、细菌性痢疾和阿米巴性痢疾、伤寒和副伤寒；丙类：手足口病及除霍乱、细菌性痢疾和阿米巴性痢疾、伤寒和副伤寒以外的感染性腹泻病。

此外，肠道传染病通常可以分为三类：一是细菌引起的霍乱、伤寒和副伤寒、细菌性痢疾和阿米巴性痢疾；二是病毒引起的脊髓灰质炎、甲型和戊型病毒性肝炎、手足口病；三是除霍乱、细菌性痢疾和阿米巴性痢疾、伤寒和副伤寒以外的感染性腹泻病。

（二）肠道传染病传播特点

1. 经水传播。由于生活饮用水源被肠道传染病病人和病原携带者的粪便、呕吐物排入水中或通过洗涤病人的衣裤、器具等污染，可引起暴发流行。

2. 经食物传播。在食品的加工、储存、制作、运输、销售等过程中被肠道传染病的病原体污染，可造成局部的流行和暴发。

3. 接触传播。通过握手、使用或接触过病人的衣物、文具、门把手等造成病原体传播，常引起散发病例。

4. 生物媒介传播。有些肠道传染病的病原体在外环境中可以存活一段时间，通过到处活动的苍蝇、蟑螂等昆虫进行传播，出现散发病例。

二、肠道传染病的流行现状

（一）霍乱

霍乱是由霍乱弧菌引起的一种烈性肠道传染病，发病急、传染性强，属国际检疫传染病，在我国霍乱属于甲类传染病。

霍乱弧菌在小肠中繁殖，产生的肠毒素是引起霍乱症状的主要物质。霍乱弧菌可分为200多个血清群，其中 O1群和O139群霍乱弧菌是引起霍乱的主要病原菌，其他群则统称为非O1群霍乱弧菌，是感染性腹泻的常见病原菌。 O1群霍乱弧菌，包括了古典生物型和埃尔托生物型两个型别，除个别生物学性状略有不同外，其形态和免疫学性状基本相同，在流行病学特征上也没有本质差别。

资料记载古老的印度是霍乱的发源地。1817年霍乱开始走出印度，19世纪初随着世界贸易的不断扩大，由印度将霍乱向西传到世界大多数地方，全球共发生了七次霍乱大流行，前六次病原均是古典生物型霍乱弧菌，第七次病原是埃尔托生物型所致。在我国20世纪60年代以前流行的都是以古典生物型霍乱为主，之后至今均为埃尔托生物型霍乱。

1992年10月在印度东南部又发现新血清型菌株，O139群霍乱弧菌引起的霍乱流行，在临床表现和传播方式上与古典生物型霍乱基本相同，其特点是在水中存活时间较O1群霍乱弧菌长，因而有可能成为引起世界性霍乱流行的新菌株。1993年在我国新疆发现首例O139群霍乱病例。

霍乱是人类传染病，患者和带菌者是主要传染源，轻型和隐性感染者不易被发现，管理起来难度更大，人群对霍乱弧菌普遍易感。夏秋季是霍乱的流行季节，病例主要集中在沿海地区，一般感染多，发病少，轻症多，重症少。近年来由于生活水平的提高和卫生条件的改善，霍乱的发病比较少见。

（二）伤寒和副伤寒

伤寒是由伤寒沙门菌引起的急性肠道传染病。副伤寒是由甲、乙、丙型副伤寒沙门菌引起的一组传染病。伤寒和副伤寒均为菌体裂解产生的内毒素致病，患者和带菌者是本病的传染源，带菌者可有潜伏期、恢复期、慢性和健康带菌者几种形式，由于带菌者不易发现，因而成为本病的重要传染源。在发展中国家，伤寒和副伤寒仍然是一种常见的传染病。在我国各地常年呈现散发状态，夏秋季发病为多，以学龄期儿童、青年多见。伤寒和副伤寒可因水源和食物遭受污染发生暴发流行。我国成人副伤寒以副伤寒甲型为主，儿童副伤寒以副伤寒乙型较常见。

（三）细菌性痢疾和阿米巴痢疾

细菌性痢疾，是由痢疾杆菌引起的肠道传染病。痢疾杆菌经消化道进入人体后，引起结肠黏膜的炎症和溃疡，并可释放毒素入血。本病的传染源主要是急性、慢性患者和带菌者，人群普遍易感。在我国全年均可发生，但有明显的季节高峰，以夏、秋季最为常见。一般5月份疫情开始上升，8—9月份达高峰，10月逐渐下降。流行季节高峰与苍蝇密度高、温湿度适合痢疾杆菌生存繁殖，以及食用不洁冷食和瓜果、胃肠功能失调等因素密切相关。目前，我国细菌性痢疾的发病率高于发达国家，但总体趋势是逐年下降的。学校和农村是痢疾暴发的主要场所和地区，学校食堂从业人员带菌、食品加工过程中被痢疾杆菌污染等情况，是学校痢疾暴发的主要原因；聚餐或是水源被污染通常可引发农村地区痢疾暴发，应引起我们高度重视。

阿米巴痢疾是由溶组织内阿米巴原虫引起的肠道传染病。溶组织内阿米巴原虫的生活史有滋养体和包囊两期。慢性、恢复期病人和无症状包囊携带者，其粪便持续排出包囊，成为阿米巴痢疾的主要传染源。由于滋养体抵抗力弱，急性病人不起传染源作用。阿米巴痢疾分布遍及全球，以热带与亚热带地区为高发区，感染率高低与当地的经济水平、卫生状况和生活习惯有关。我国仅个别地区有散发病例的报告，有报道猪也可作为传染源值得重视。

（四）脊髓灰质炎

脊髓灰质炎是由脊髓灰质炎病毒引起的严重危害儿童健康的急性传染病。脊髓灰质炎病毒为嗜神经病毒，主要侵犯中枢神经系统的运动神经细胞，以脊髓前角运动神经元损害为主。患者和隐性感染者是传染源，以轻症病例和无症状隐性感染者为主，感染初期可以从鼻咽部排毒，随着病程进展病毒主要从消化道排出，发生瘫痪后传播意义不大。人群普遍易感，成人多具有一定的免疫力。中华人民共和国成立初期，每年有几万例脊髓灰质炎病例报告，20世纪60年代脊髓灰质炎减毒活疫苗问世后，通过免疫接种，尤其是经历了计划免疫、免疫规划时代，脊髓灰质炎发病逐年下降。1991年，中国政府承诺消灭脊髓灰质炎，1995年以后我国阻断了本土脊髓灰质炎野病毒的传播，2000年实现了无脊髓灰质炎目标并得到国际社会的认可。

目前世界上只有少数几个国家报告脊髓灰质炎野病毒病例，我国按照世界卫生组织的要求，从20世纪90年代开始建立了急性弛缓性麻痹病例的监测系统，监测一直维持在高质量和高水平，及时发现和甄别2011年新疆脊髓灰质炎野病毒病例，通过开展脊髓灰质炎疫苗应急强化免疫活动，有效处置由此引发的脊髓灰质炎突发公共卫生事件，继续维持我国无脊髓灰质炎野病毒病例的状况。

（五）甲型和戊型病毒性肝炎（见第六章）

（六）手足口病

手足口病是由肠道病毒引起的婴幼儿常见传染病，主要是通过消化道、呼吸道和密切接触而传播。2008年5月，我国将手足口病纳入法定报告的丙类传染病。此病传染性强，传播途径复杂，流行强度大，在短时间内即可造成大流行。本病的传染源是患者和隐性感染者，其粪便、呼吸道分泌物、黏膜疱疹液中含有大量病毒。患者是流行期间主要传染源，感染者是散发期间的主要传染源。手足口病没有严格的地区性，分布极为广泛，四季均可发病，有疫情资料表明，夏秋季是主要流行季节，北方地区以7月份发病居多，而南方地区每年的5月和9—10月有两个发病高峰，冬季的发病较为少见。各年龄组均可感染发病，以5岁以下儿童为主。本病常易在幼托机构中发生集体感染，甚至出现暴发疫情，家庭内可发生聚集性病例，院内交叉感染也可造成传播。

（七）除霍乱、细菌性和阿米巴性痢疾、伤寒和副伤寒以外的感染性腹泻病

感染性腹泻病是指由病原微生物及其产物或寄生虫引起的、以腹泻为主要临床特征的一组肠道传染病。在我国为丙类传染病。通常分为细菌感染性腹泻和病毒感染性腹泻。

感染性腹泻全年均可发生，但具有明显的季节性。可以是散发、暴发或流行，甚至是大流行。经水和食物传播是以暴发和流行为主要形式；经接触和生物媒介传播引起散发病例。在卫生条件差、人口密度高的情况下容易引起暴发和流行。

1. 细菌感染性腹泻

细菌感染性腹泻是由细菌引起，以腹泻为主要临床表现的一组常见肠道传染病。主要有沙门菌肠炎、大肠埃希菌肠炎、弯曲菌肠炎、耶尔森菌肠炎等。腹泻是指每日排便3次或3次以上，且排便量和粪便形状异常，出现稀便、水样便、黏液便、脓血便或血便等。分急性腹泻、慢性腹泻和迁延性腹泻三类。凡急性起病，病程在2周以内者，为急性腹泻；超过2周但未超过2个月，成为迁延性腹泻；反复发作，持续时间2个月以上，甚至迁延数月或数年时，称为慢性腹泻。

细菌感染性腹泻的传染源有患者和带菌者。一些动物是贮存宿主，在传染病传播中可能起到重要作用。全年均可发病，多见于夏秋季节，耶尔森菌肠炎亦可见于冬季。人群普遍易感，但儿童和老年人抵抗力弱，相对危害性比较大。一般情况下腹泻多为散发感染，也可出现暴发和流行。大肠埃希菌肠炎发病前多有食用生或半生肉类、生乳等不洁饮食史；耶尔森菌是能在冷藏温度下生长的少数几种肠道致病菌之一。

2.病毒感染性腹泻

病毒感染性腹泻是病毒感染所引起的，以呕吐、腹泻水样便为主要临床表现的一组急性肠道传染病。传染源有患者和动物。常见有轮状病毒肠炎、诺如病毒肠炎等。

轮状病毒肠炎是由轮状病毒所致的急性消化道传染病。本病传染源是患者或隐性感染者和动物，病原体主要通过消化道传播。A组轮状病毒常引起婴幼儿腹泻，全年均可发病，发病高峰在秋季，也称婴儿秋季腹泻。B组轮状病毒可引起青壮年腹泻，以暴发流行为主要形式。C组轮状病毒主要感染儿童，成人偶有发病，以散发形式为主。

诺如病毒肠炎是一组杯状病毒科的病毒引起的急性消化道传染病。本病传染源是患者或隐性感染者。诺如病毒具有变异快、环境抵抗力强、传播途径多样、人群普遍易感的特点。因此，诺如病毒具有高度传染性和快速传播能力。流行地区广泛，全年发病，秋冬季节多见，常可出现暴发流行。病人的呕吐物和粪便污染水或食品，容易造成暴发。暴发中涉及的食物种类非常广泛，以贝类、沙拉、三明治、蛋糕等直接食用的食品为主，由于诺如病毒具备可以在贝类生物体内累积的特点，已经成为人们关注的特殊危险因素。

第四节　症状和危害

大多数肠道传染病会有食欲不振、恶心、呕吐、腹痛、腹泻等胃肠道症状，但因感染的病原体不同，症状也会有所不同。

一、肠道传染病的临床症状和危害

（一）霍乱

霍乱的潜伏期一般1～3天（数小时至5天），以发病急、传播快、波及范围广为特点。霍乱临床上以剧烈无痛性腹泻、喷射状呕吐、米泔样大便为特征。典型病例病程经过泻吐期、脱水期、恢复期或反应期。除典型病例外，极个别还可出现中毒型霍乱，特点是起病急，发展迅速，即刻进入中毒性休克而死亡。霍乱患者由于频繁、剧烈泻吐、严重脱水，致使血浆容量明显减少，导致体内盐分缺乏、血液浓缩，出现周围循环衰竭；体内电解质丢失、缺钾缺钠，可引起肌肉痉挛、酸中毒等，甚至发生休克、急性肾衰竭。周围循环衰竭和急性肾衰竭是导致患者死亡的主要原因。

古典生物型O1群霍乱弧菌和O139群霍乱弧菌引起的疾病，症状较重；埃尔托生物型O1群霍乱弧菌所致者常为轻型，隐性感染较多。目前，由于抗生素的应用，大多数霍乱病人预后良好。

（二）伤寒和副伤寒

伤寒的潜伏期3~60天，通常7~14天；副伤寒甲、乙的潜伏期2~15天，一般8~10天；副伤寒丙的潜伏期2~15天，一般1~3天。伤寒、副伤寒是由伤寒和副伤寒沙门菌甲、乙、丙型引起的急性消化道传染病。临床上以持续高热、全身中毒症状、相对脉缓、表情淡漠、脾肿大、玫瑰疹和白细胞减少等为特征。典型伤寒的病程4~5周，临床表现可分为初期、极期、缓解期、恢复期，一般在1个月左右完全恢复。临床上还存在有不典型伤寒，主要类型有轻型、暴发型、迁延型和逍遥型，在诊断时尤其要重视，以免误诊和漏诊。年龄越小，临床表现越不典型。如果伤寒恢复期排菌超过3个月，容易转变为慢性带菌者。肠出血、肠穿孔为严重并发症，此外还可并发中毒性心肌炎、中毒性肝炎，以及肺炎、骨髓炎、胆囊炎、脑膜炎等疾病。

副伤寒甲、乙型的临床症状与伤寒相似，但一般病情较轻，病程较短，肠出血和肠穿孔严重，并发症少见，病死率较低。副伤寒丙型的症状较为特殊，可表现为轻型伤寒，有的以急性胃肠炎或脓毒血症为主要临床表现，若不及时治疗，预后较差。

（三）细菌性痢疾和阿米巴痢疾

细菌性痢疾的潜伏期数小时至7天，一般1~4天。主要临床表现为腹痛、腹泻、排黏液脓血便以及里急后重等，伴有发热和全身毒血症状，严重者可出现感染性休克或中毒性脑病。典型菌痢急性发病，高热、畏寒，继而出现腹痛、腹泻，常伴里急后重感。临床上根据病程可分为急性和慢性两种形式，细菌性痢疾反复发作或迁延不愈2个月以上者，即为慢性菌痢，在临床上将其分为慢性迁延型、急性发作型、慢性隐匿型。若急性细菌性痢疾治疗不彻底，机体免疫功能低下，则可转为慢性。由于痢疾杆菌各组血清型间无交叉免疫，且病后免疫力差，故可反复感染，并发症主要有菌血症、溶血性尿毒症综合征等，后遗症主要是神经系统后遗症，但都比较少见。由于抗菌素的广泛使用，痢疾杆菌耐药性不断增加，为痢疾的治疗带来一定难度。

阿米巴痢疾是溶组织阿米巴侵入结肠壁后引起的以细菌性痢疾症状为主的肠道传染病，病变主要在盲肠与升结肠。潜伏期一般3周，也可短至数天或长达几年。临床表现以腹痛、腹泻、排暗红色果酱样大便为特征。此病易于变为慢性病，有复发的倾向，并易发生肝脓肿、肠出血、肠穿孔和阑尾炎等并发症。临床上排包囊者是受溶组织阿米巴感染后最多见的，普通型较易辨别，暴发型比较少见，慢性型常为普通型的继续，或为不明显的轻型腹泻演变而来。

（四）脊髓灰质炎

脊髓灰质炎的潜伏期为5~35天，一般9~12天。主要症状是发热，全身不适，严重时肢体疼痛，发生分布不规则和轻重不等的弛缓性瘫痪，患者多为5岁以下儿童。由于脊髓前角运动神经元受损，与之有关的肌肉失去了神经调节作用而发生萎缩，同时皮下脂肪、肌腱及骨骼也逐渐萎缩，使整个机体变细，也称小儿麻痹症。脊髓灰质炎临床表现多种多样，分为无症状型、顿挫型、无瘫痪型、瘫痪型。无症状者只是粪便排毒，无法通过临床进行诊断；顿挫型，表现为发热、恶心、呕吐、腹泻等症状，如果出现脑膜刺激征，则发展为无瘫痪型。在发病后3~10天个别可出现肢体瘫痪，多于体温下降时出现，主要症状是肌力减弱，腱反射减弱或消失，无感觉障碍。人感染病毒后，约有1‰到1%的感染者出现弛缓性麻痹。如果发病1年后，仍不能恢复，会留下终身残疾。

由于脊髓灰质炎疫苗的应用，我国已经消灭脊髓灰质炎野病毒病例。为继续保持和证实这一成果，我们持续开展急性弛缓性麻痹病例监测，重点监测以急性起病、肌张力减弱、肌力下降、腱反射减弱或消失为主要特征的一组综合征。监测范围涵盖所有15岁以下出现急性弛缓性麻痹症状的病例，和任何年龄临床诊断为脊髓灰质炎的病例均作为急性弛缓性麻痹病例，目的是及时发现相关病例，判定是否存在脊髓灰质炎病例。常见的监测病例包括14种：

（1）脊髓灰质炎；

（2）格林巴利综合征（感染性多发性神经根神经炎，GBS）；

（3）横贯性脊髓炎、脊髓炎、脑脊髓炎、急性神经根脊髓炎；

（4）多神经病（药物性多神经病，有毒物质引起的多神经病、原因不明性多神经病）；

（5）神经根炎；

（6）外伤性神经炎（包括臀肌药物注射后引发的神经炎）；

（7）单神经炎；

（8）神经丛炎；

（9）周期性麻痹（包括低钾性麻痹、高钾性麻痹、正常钾性麻痹）；

（10）肌病（包括全身型重症肌无力、中毒性、原因不明性肌病）；

（11）急性多发性肌炎；

（12）肉毒中毒；

（13）四肢瘫、截瘫和单瘫（原因不明）；

（14）短暂性肢体麻痹。

（五）甲型和戊型病毒性肝炎（见第六章）

（六）手足口病

手足口病潜伏期一般3～7天，没有明显的前驱症状，多数突然起病，初期可有咳嗽、流涕等上感症状，也可出现食欲减退、恶心、呕吐等消化道症状。发病1～2天后出现手、足、臀皮疹和口痛症状，口腔黏膜疹出现比较早，起初为粟粒样斑丘疹或水疱，周围有红晕，主要位于舌及两颊部，唇齿侧也常发生。手、足等远端部位出现斑丘疹或疱疹，皮疹不痒，斑丘疹在5天左右由红变暗，然后消退；疱疹呈圆形或椭圆形扁平凸起，内有混浊液体，长径和皮纹走向一致，如黄豆大小不等，一般无疼痛及痒感，愈合后不留痕迹。

手足口病是一种自限性疾病，绝大部分患儿预后较好。但病毒会侵犯心、脑、肾等重要器官。合并有暴发性心肌炎、无菌性脑膜炎，以及中枢神经系统症状时，病死率极高，给我国儿童生命健康带来严重威胁。

（七）除霍乱、细菌性和阿米巴性痢疾、伤寒和副伤寒以外的感染性腹泻病

1. 细菌性感染腹泻

潜伏期数小时至数天、数周。以食欲缺乏、恶心、呕吐、腹胀、腹痛、腹泻为突出症状，每日腹泻次数可多至十几、二十多次，甚至更多，有水样便、黏液便、脓血便，可伴有发热、全身不适等症状。病情严重者，可因大量丢失水、电解质而引起脱水、电解质紊乱甚至休克。

大肠埃希菌肠炎依据临床表现可分为轻型、中型和重型。轻型：一般不发热，以食欲减退、腹泻为主。中型：可有低热，除轻型症状外伴有恶心、呕吐，腹泻次数增多，多呈水样便，可有轻度脱水及酸中毒症状。重型：体温呈不规则热型，持续数天，每天腹泻十余次，常为黄绿色水样便、牛奶色或米汤样便，混有少量黏液、腥臭味，多有恶心、呕吐，婴幼儿常出现惊厥。由于大量吐泻呈现明显脱水和酸中毒症状，也可出现急性肾衰。

耶尔森菌肠炎起病急，以发热、腹泻、腹痛为主要临床表现，右下腹、脐周或左下腹可出现隐痛、钝痛或绞痛。需要注意的是肠道外的症状，如下肢出现结节性红斑、关节炎、耶尔森肝炎等。

2.病毒感染性腹泻

病毒性腹泻临床症状比较相似。轮状病毒肠炎潜伏期通常为2~3天。起病急，主要临床表现为发热和呕吐，随后出现腹泻，一般每天5~10次，重者可达数十次，排黄色水样便，无黏液和脓血。30%~50%儿童早期出现呼吸道症状，成人感染者发热和呼吸道症状较儿童少，可有头晕、头痛、全身乏力等症状。腹泻严重者可发生等渗性脱水、代谢性酸中毒和电解质紊乱，体弱、老年人及接受免疫抑制剂治疗患者的症状较重。轮状病毒感染引起的腹泻病程较短，一般3~5天，多数具有自限性。严重脱水者未能及时治疗导致循环衰竭和多器官功能衰竭，也是本病主要致死原因。

诺如病毒肠炎潜伏期多为24~48小时。感染者发病突然，主要症状为发热、恶心、呕吐、腹痛和腹泻。儿童患者呕吐普遍，成人患者腹泻多见，24小时内腹泻4~8次，粪便多为稀水便，无黏液和脓血，也有病人仅表现呕吐症状。此外，头痛、寒战和肌肉痛也是常见的临床表现，严重者出现脱水症状，体弱和老年人病情较重。

二、学校内肠道传染病的危害

学校内肠道传染病暴发事件时有发生，主要是经污染的水和食物进行传播，尤其是肠道传染病流行高峰季节。一些暴发疫情呈现出流行时间长、影响范围广的态势，严重影响学校正常的教学秩序和师生的身体健康，加重家长和社会的经济负担，也是引起社会不稳定的重要因素。学校内肠道传染病暴发疫情主要有细菌性痢疾、伤寒副伤寒、感染性腹泻，近年来诺如病毒也有多起报道。

水源型肠道传染病暴发主要是以自备水源和自来水为主，可能原因是学校未对自备水源进行定期消毒和有效管理，学校自来水供水管道破裂未及时维修，未能为师生提供开水或供应不足，学生有饮用生水的不良卫生习惯。食物型肠道传染病暴发主要因素与学校食堂卫生状况较差，食堂发现有未持证工作人员，工作人员中检出带菌者或发现现患，学生到校外无证摊贩处就餐等情况有关。有调查表明学校配备校医和落实晨检制度对控制肠道传染病疫情起到至关重要的作用。

第五节　预防和控制

传染病预防和控制主要围绕三个基本环节采取相应的三方面的措施，一是管理传染源，是传染病预防的基本措施。按照《传染病防治法》规定严格执行传染病报告制度，对传染病患者进行隔离治疗，对接触者进行医学观察，对染疫动物要及时进行处理等；二是切断传播途径，是预防传染病传播的有效措施。由于各种传染病的传播途径是不一样的，所采取切断传播途径的措施也各不相同；三是保护易感人群。在传染病发生时，保护易感人群不受传染，要采取特异性和非特异性预防措施。非特异性预防，包括改善环境、宣传教育、锻炼身体、提高抵抗力等一般性预防措施。特异性预防，主要是预防接种，对控制和消灭传染病起着关键性的作用。

一、综合性防控措施

肠道传染病的预防主要是采取以切断传播途径为主的综合性措施，同时开展群体和个体预防相结合、医学和社会预防相结合的防控策略。

（一）管理传染源

肠道传染病的传染源多是患者和隐性感染者，要做到"应早尽早"，早发现、早诊断、早报告、早隔离、早治疗。相对于患者，轻型病例和隐性感染者由于症状不明显不易被发现，或是没有任何症状，只有通过实验室检测才能发现，但能够通过消化道排出病原体，作为传染源对其管理难度比较大，在流行病学上具有重要意义。

（二）切断传播途径

1. 做好"三管一灭"

一是管好饮食。不吃腐败变质的食物，不吃苍蝇叮爬过的食物；买回来的熟食和隔夜的饭菜要重新加热；餐具、食物要防蝇，煮沸消毒；生熟刀板要分开，生食瓜果要洗净；不暴饮暴食，杜绝生吃水产品。

二是管好水源。自来水要按规定消毒；不到被污染的河水中取水、洗澡，不在河边洗刷肠道传染病的衣服和用品；防止粪便、脏水污染水源。

三是管好粪便。粪便要进行无害化处理，不施鲜肥；病人的呕吐物和排泄物未经消毒，不得乱倒。

四是消灭苍蝇。保持室内外环境卫生，消除和控制苍蝇孳生地；采取各种措施消灭苍蝇、蟑螂、老鼠。

2.加强环境卫生和个人卫生

广泛开展爱国卫生运动，保持学习、生活场所的卫生，不要随意堆放垃圾；搞好环境卫生，加强粪便管理，尤其要加强农村的管粪改厕，减少蚊蝇孳生；养成良好的卫生习惯，不喝生水，不随地吐痰，饭前便后要洗手；保持个人卫生，勤洗、勤换、勤晒衣服和被褥；流行季节尽量少去人群聚集的公共场所，保持教室、宿舍内空气自然流通；加强锻炼，增强抵抗力，生活有规律，合理安排好作息，做到劳逸结合。

3.落实晨检制度

托幼机构、学校等儿童、学生聚集单位应每日进行晨检，如果有出现恶心、呕吐、腹痛、腹泻等症状时，应敦促家长尽快带孩子到就近医疗机构的肠道门诊就医，痊愈之前不得返校上课。

（三）保护易感人群

广泛开展宣传教育活动和爱国卫生运动，加强环境治理，增强个人卫生素养，通过提高群众的卫生知识水平和自我保健意识，达到保障身体健康和生命安全的目的。

二、特异性预防措施

疫苗接种是保护易感人群的有效手段。通过预防接种，可以使机体产生抗体，从而抵抗病原体的侵袭。

（一）免疫规划疫苗

预防脊髓灰质炎的疫苗有脊髓灰质炎减毒活疫苗和脊髓灰质炎灭活疫苗，目前均已经纳入国家免疫规划常规免疫，对适龄儿童实行免费接种。一共接种4剂次，执行2剂次脊髓灰质炎灭活疫苗和2剂次脊髓灰质炎减毒活疫苗的免疫程序。

预防甲型病毒型肝炎的疫苗分为甲肝减毒活疫苗和甲肝灭活疫苗。甲肝减毒活疫苗已经纳入常规免疫，对18月龄的儿童进行免费接种。

（二）非免疫规划疫苗

在我国非免疫规划疫苗主要指自费自愿接种的疫苗，主要预防肠道传染病的疫苗有以下几种：

霍乱疫苗即重组B亚单位/菌体霍乱疫苗，可以预防古典生物型和埃尔托生物型霍乱，世界卫生组织建议在其他干预措施不能有效开展的地区，应用霍乱疫苗减少死亡，但不能代替提供安全的饮用水和改善卫生条件等措施。

伤寒类疫苗有伤寒疫苗、伤寒-甲型副伤寒联合疫苗、伤寒-甲型乙型副伤寒联合疫苗和伤寒Vi多糖疫苗，可以预防伤寒或副伤寒，但仅限于对流行地区、高危人群的接种。

口服福氏-宋内菌双价活疫苗，可预防福氏2 a 和宋内氏痢疾杆菌引起的感染。接种对象为重点人群和痢疾疫点周围人群。

戊肝疫苗属于基因工程病毒类疫苗，用于预防戊型病毒性肝炎。推荐接种人群为感染风险较高或感染后病情较重人群。

EV71疫苗可用于预防EV71感染所致的手足口病，中国疾病预防控制中心在《肠道病毒71型灭活疫苗使用技术指南》中建议疫苗接种对象为≥6月龄易感儿童，对于5岁以上儿童，不推荐接种。

轮状病毒疫苗目前均为口服疫苗，根据世界卫生组织建议，重症轮状病毒肠炎相关死亡率较高的国家应该将其优先纳入免疫规划。

传染病的暴发流行是学校常见的突发公共卫生事件之一，其中肠道传染病引起的暴发疫情占绝大多数。学校具有社会流动性和相对独立性的特点，一是传染源可经学生、老师、工作人员和食品、水等环节传入学校；二是由于人群密集，场所拥挤，卫生条件和设施不到位极易造成病原的传播和扩散；三是学生正处于生长发育阶段，自身免疫功能低，较易感染和传播疾病。为了解掌握肠道传染病的相关知识，通过开展学校健康教育活动，提高学生自我保护意识，提前采取有效防护措施，达到预防和控制肠道传染病的目的。

（韩　悦　刘懿卿）

第四章　艾滋病的防控

艾滋病是由艾滋病病毒引起，危害全球公共卫生的重要传染病，艾滋病具有传播迅速、发病缓慢、病死率高的特点，目前尚无有效疫苗和治愈药物，但可以预防，通过科学的治疗方法，可以延长患者生命，改善生活质量。

第一节　概　述

1981年美国报告了全球首例艾滋病病例，由于艾滋病流行早期病例报告主要来自北美和欧洲个别发达国家，当时认为艾滋病是由于生活堕落而造成的一种特殊传染病，不会在发展中国家流行。20世纪80年代中后期，艾滋病疫情逐渐向全球蔓延，波及非洲和亚洲，1985年我国发现首例艾滋病病例。

一、基本概念

艾滋病是"获得性免疫缺陷综合征"（英文名：Acquired Immune Deficiency Syndrome，缩写AIDS）的简称。系由人免疫缺陷病毒（英文名：Human Immunodeficiency Virus，缩写HIV）引起的慢性传染性疾病。HIV入侵人体后主要损害人体免疫系统，导致机体免疫细胞功能受损乃至缺陷，最终并发各种严重机会性感染和肿瘤。图4-1为显微镜下的艾滋病病毒。

二、世界艾滋病日

世界卫生组织自1988年起将每年的12月

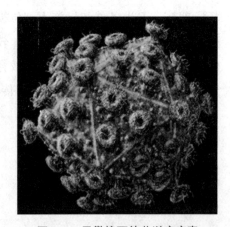

图4-1　显微镜下的艾滋病病毒

1日定为"世界艾滋病日"，旨在提高人们对艾滋病的认识，号召世界各国和国际组织在这一天，围绕主题举办相关活动，宣传预防艾滋病知识，反对歧视艾滋病病人及感染者。2019年宣传专题为"社区动员同防艾，健康中国我行动"。（图4-2）

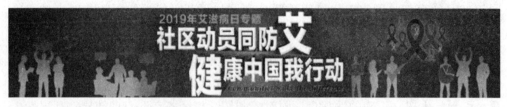

图4-2　2019年我国艾滋病日专题

三、红丝带的意义

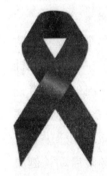

图4-3　红丝带

20世纪80年代末，人们视艾滋病为一种可怕的疾病。美国的艺术家们用红丝带默默悼念身边死于艾滋病的同伴们。在一次世界艾滋病大会上，艾滋病病毒感染者和艾滋病病人齐声呼吁人们的理解，支持者将红丝带剪成小段，并用别针将折叠好的红丝带别在胸前，这就是红丝带的来历。红丝带象征着我们对艾滋病病毒感染者和艾滋病病人的关心与支持；象征着我们对生命的热爱和对平等的渴望；象征着我们要用爱心来参与艾滋病的预防工作。（图4-3）

四、"四免一关怀"政策

我国于2004年出台了"四免一关怀"政策：

"四免"指的是：对农村居民和城镇未参加基本医疗保险等保障制度的经济困难人员中的艾滋病病人免费提供抗病毒药物；在全国范围内为自愿接受艾滋病咨询检测的人员免费提供咨询和初筛检测；为感染艾滋病病毒的孕妇提供免费母婴阻断药物及婴儿检测试剂；对艾滋病病人的孤儿免收上学费用。

"一关怀"指的是：将生活困难的艾滋病病人纳入政府救助范围，按照国家有关规定给予必要的生活救济。积极扶持有生产能力的艾滋病病人，避免对艾滋病感染者和病人的歧视。

五、学校防控艾滋病政策

我国十分重视在学校开展预防艾滋病健康教育，2019年9月，国家卫生健康委、教育部等10部门联合印发《遏制艾滋病传播实施方案（2019—2022年）》，同年10月教育部、国家卫生健康委联合部署加强新时代学校预防艾滋病教育工作，要求以坚持立德树人、树立健康第一的教育理念，推进学生艾滋病防控工作，将学校落实预防艾滋病教育情况纳入教育和卫生健康工作检查内容。要求普通中学、中等职业学校开展性道德、性责任、拒绝不安全性行为、拒绝毒品等教育，引导学生树立正确的性观念。同时，利用学校医务室、心理辅导室开展性生理、性心理咨询服务。利用地方课程、班团队活动等，确保落实初中学段6课时、高中学段4课时的预防艾滋病教育时间。

六、艾滋病防治目标

为推动艾滋病防治工作，联合国艾滋病规划署提出了实现"3个90%"的防治目标。2017年，国务院办公厅印发《中国遏制与防治艾滋病"十三五"行动计划》也提出了相应的要求，第一，经过诊断发现并知晓自身感染状况的感染者达90%；第二，符合治疗条件的感染者接受抗病毒治疗达到90%；第三，治疗成功率达到90%。通过实现"3个90%"的目标，可以有效控制传染源，减少新感染者。联合国提出2030年终结艾滋病流行的可持续发展目标，2019年国务院启动《健康中国行动（2019—2030年）》，进一步明确了将艾滋病疫情控制在低流行水平的目标，强调政府、社会和个人的责任。

第二节　案例分析

一、案例概述

宋某，女，出生在我国西部的一个普通家庭。18岁时，宋某考上了外省一所中专学校，由于在校期间外语成绩优异，中专毕业后她以优异的成绩得以升入本科。

然而，刚升入本科不久，宋某无意间邂逅了后来的男友李某，李某是一名外籍留学生，在邻近的一所大学就读。英语不错的宋某为了帮助李某适应中国的生活，竭尽全力地帮助李某。就这样，来自异国的两颗心渐渐地走到了一起。同居期间，在她眼里，李某是一个文雅、风趣、谈吐举止都很迷人的人，而李某却并未对宋某真诚坦白。来中国留学以前，李某不仅已经结了婚，而且还是一名艾滋病患者。

在相处的日子里，李某偶尔会有重感冒、发烧、肚子疼等症状。一开始宋某认为李某只是水土不服，经常买水果和营养品去探望并照顾李某。不过，终于在李某的一次突发性昏厥之后，宋某才得知了李某的真实病情。

出于恐惧，李某出院后，二人彻底断绝了联系，然而事情却没有就此停止。一天校方突然找到宋某，要她去当地疾病预防控制中心做艾滋病检测，当检测结果出来时，报告单上明晃晃的"阳性"结果让宋某感觉一瞬间被判了"死刑"，感觉生命被一种力量连根拔起，失去了所有希望。

当最初得知自己感染艾滋病病毒的日子里，宋某不敢面对任何人，经常把自己关在屋子里，时而脑海里浮现自己生病的场景，时而脑子里一片空白。"什么是艾滋病？得艾滋病后马上就会死亡吗？接下来该怎么办？……"一系列问题困扰着宋某。

二、案例处置

当宋某的艾滋病检测结果为阳性后，当地疾病预防控制机构便主动联系到了宋某，对宋某进行了艾滋病首次随访，包括了解个人基本信息、近期身体状况、普及艾滋病防治知识、讲解国家"四免一关怀"政策和地方优惠政策等，介绍早期进行抗病毒治疗的好处，对宋某进行心理疏导并用专业知识为其解答了心中的疑问和困惑。同时督促宋某要减少或避免无安全套防护的性行为、多性伴侣、静脉吸毒等高危行为，叮嘱以后要定期接受疾控机构的随访，以便卫生部门及时了解最新的身体状况，调整治疗方案。

宋某也积极配合卫生部门的随访、检测和治疗等工作。一方面可以随时获得免费的艾滋病咨询，另一方面不会担心自己的隐私被泄露。毕竟艾滋病有长达近十年的潜伏期，感染艾滋病病毒并不等于世界末日的到来，通过卫生部门科学合理的随访、治疗等管理，完全可以延长生命，提高改善生活质量。

经过卫生部门的帮助以及自己心态的调整，几个月之后，宋某在一家培训机构找到了一份工作，让自己的生活重新步入正轨，通过孩子们天真的笑脸，宋某也重新看到了生活的希望。

三、案例启示

中小学生正处于青春发育期，喜欢尝试各种新鲜、新奇的事物，往往又缺乏艾滋病相关知识，并未意识到艾滋病感染的潜在危险就在身边。青少年是艾滋病的受害人群，也是接受预防艾滋病健康教育的重要人群，在中小学校开展预防艾滋病教育是至关重要的。

（一）加强合作，各司其职

近年来，我国青年学生报告艾滋病病毒感染者人数呈增长趋势，男性性传播比例更是达到八成以上，校园艾滋病防控已然到了迫在眉睫的关键时刻。教育、卫生两部门应建立疫情通报制度和定期会商机制，及时互通当地艾滋病总体疫情和学校艾滋病疫情，协同推进学生艾滋病防控工作。

（二）精准施策，上好"人生必修课"

我国实施九年义务教育制度，所以在中小学这个"人生必修课"阶段，加强学生的性教育理论培训，强化艾滋病防治基础知识学习，对艾滋病防控而言可谓事半功倍。在校园内普及预防艾滋病知识，让学生了解艾滋病的传播途径和可能造成的严重后果，增强学生的个人保护意识和艾滋病防护措施，识别感染风险，拒绝毒品、拒绝不安全性行为等高危行为，虽然艾滋病目前阶段是不可治愈的，但艾滋病是完全可以预防的！

（三）强化理念，个人是健康第一责任人

就个体而言，呼吸道、肠道等传染病很多时候是被动感染，个体主观无法决定。而艾滋病的最大不同就是多数情况下，个人完全可以通过控制自己的主观行为，远离艾滋病。所以青少年应树立正确的人生价值观，做到洁身自好，牢记自己是健康的第一责任人，只要自己对自己负责，"艾滋病"绝不会乘虚而入。

第三节　流行现状

艾滋病流行是指艾滋病在人群中发生、传播、蔓延的过程，即艾滋病病毒从一个已感染的人体排出，通过特定的传播途径，又进入另一个人体并形成感染的过程。艾滋病的流行需要三个必备环节：传染源、传播途径、易感人群。只有三个环节同时存在，才能造成艾滋病的传播，切断其中任一环节，流行即可终止。

一、流行因素

1989年颁布的《中华人民共和国传染病防治法》将艾滋病列入乙类传染病。

（一）传染源

带有某种病原体并能将病原体传播给他人的人或动物称为传染源。艾滋病的传染源是艾滋病患者和艾滋病病毒感染者，无症状血清HIV抗体阳性的艾滋病病毒感染者是具有重要意义的传染源，血清病毒核酸阳性而抗-HIV抗体阴性的窗口期感染者亦是重要的传染源，窗口期通常为2～6周。

（二）传播途径

艾滋病病毒主要存在于感染者和病人的血液、精液、阴道分泌物、乳汁中，通过带病毒的体液交换传播。

1. 性传播。在没有保护措施的情况下，与已感染艾滋病病毒的人发生有体液交换的性行为（包括同性、异性性接触），可导致艾滋病病毒经性接触传播。性伴数量越多，感染的概率越高。患有性病的人与艾滋病病毒感染者发生性关系，比未患性病的人更容易感染艾滋病。

2. 血液传播。包括共用注射器静脉吸毒、输入含艾滋病病毒的血液及制品等。共用注射器吸毒的人很容易感染艾滋病病毒，输入被艾滋病病毒污染的血液或血液制品，使用被艾滋病病毒污染且未经严格消毒的、可刺入人体的针具（如纹身等）和医疗器械等都可能感染艾滋病病毒。

3. 母婴传播。在怀孕、生产和母乳喂养过程中，感染HIV的母亲可能会传播给胎儿及婴儿。艾滋病病毒阳性孕妇11%～60%会发生母婴传播。

艾滋病不会通过日常生活和一般接触传播。与艾滋病病毒感染者和病人进行一般性接触不会感染艾滋病，如：共同进餐、握手、拥抱、礼节性接吻、游泳、共用马桶等。艾滋病病毒不会通过飞沫传播，咳嗽或打喷嚏不会传播艾滋病，蚊虫叮咬不会传播艾滋病。

（三）人群易感性

人群普遍易感。15～49岁发病者占80%，儿童和妇女感染率逐年上升。男男性接触者、静脉药物依赖者、性乱者、多次接受输血或血制品者为高危人群。

二、全球流行特点

（一）总体流行情况

艾滋病是一种肆虐全球的致死性传染病。据世界卫生组织、联合国艾滋病规划署公布的最新数据显示，截至2018年底全球约有3790万艾滋病病毒感染者，2/3以上处在非洲区域。2018年新感染艾滋病病毒人数由2010年的210万下降至170万，下降了16%。因艾滋病相关疾病死亡人数从2004年的170万降至2018年的77万。

（二）儿童少年艾滋病流行情况

儿童少年艾滋病防治工作任重道远。目前，全球约82%感染孕妇可获得抗逆转录病毒药物，较2010年增长90%以上，因此新增儿童感染人数减少了41%。但目前全球仍有16万儿童新感染艾滋病病毒，距离目标差距很大。2018年，全球估计有94万名感染儿童（0～14岁）正在接受抗病毒治疗，几乎是2010年的两倍，但仍远低于160万人接受抗病毒治疗的目标。

（三）女性艾滋病流行情况

妇女及青春期少女新发感染人数下降。年轻女性（15～24岁）感染艾滋病的可能性比同龄男性高出60%。2010至2018年，全球年轻女性新发感染人数降低了25%，妇女（25岁及以上）降低了10%，但全世界每周仍有6200名青春期少女和年轻女性感染。

（四）抗病毒治疗情况

截至2018年，约有2330万人正在接受抗逆转录病毒药物治疗，自2000年以来大约1360万人的生命得以挽救。2018年，约79%的艾滋病病毒感染者知晓自身感染状况，78%知晓自身感染的人群正在接受治疗，86%正在接受治疗的感染者病毒得到抑制、生存状态良好且避免了病毒传播。全球各地区3个"90%"目标进展差异明显，需继续向3个"90%"目标努力。

三、我国艾滋病流行特点

（一）我国艾滋病疫情

截至2019年10月底，全国报告现存活艾滋病病毒感染者及艾滋病病人共计95.8万，报告死亡病例约30万，整体疫情持续处于低流行水平。2019年1—10月，全国新报告发现感染者13.1万例，较2018年同期增加3.4%，新增加抗病毒治疗12.7万例，新报告感染者中，异性性传播占73.7%，男性同性性传播占23.0%。

2011—2018年，全国报告青年学生感染者人数占全部青年人群（15～24岁）感染者人数的比例由10.4%上升到18.9%。新发现的学生感染者和病人以性传播为主，特别是同性性传播。

（二）我国艾滋病流行特点

从我国发现首例艾滋病的30多年来，全国艾滋病疫情的流行态势和感染人群等方面都发生了较大变化。1985年，我国在血友病患者中发现4例艾滋病病毒感染者，证实艾滋病传入我国。1989年10月，我国局部地区首次报告在吸毒人群中发现艾滋病病毒感染暴发流行。1995年，在河北、安徽等地在献血员中发现艾滋病病毒感染者，因采血污染造成了部分地区献血员艾滋病病毒感染的暴发流行。2008年，通过调查，首次发现四川省凉山州布拖县常驻人口的艾滋病病毒感染率高达7.0%。2008—2009年开始，全国男男性接触人群疫情逐渐上升。

从地区分布来看，我国疫情早期以西南省份疫情较重，逐渐蔓延至全国各地，并表现出各地区间传播途径不同的现状。西南各省以异性传播为主要传播途径，而全国发达城市以及东北地区则以男男性接触为主要传播途径。从传播途径来看，最早流行形势是以静脉注射吸毒传播为主，发展到现在的以性传播途径为主。在人群特征方面，感染者主要集中在青壮年，新报告病例以20～29岁比例最高；60岁以上老年人上升趋势明显。

近年来，尽管我国艾滋病病毒感染者和艾滋病人数量总数增加，但每年新发感染人数保持在较低水平，国家艾滋病防治工作取得一定成效。艾滋病经输血传播基本阻断，经静脉吸毒传播和母婴传播得到有效控制，性传播成为主要传播途径，感染者发现率提高、艾滋病病死率降低。

全国各地流行模式存在差异，感染人群多样化，中老年人、青年学生等重点人群疫情上升明显。我国青年学生中艾滋病主要传播方式为男性同性性行为，其次为异性性行为，青年学生艾滋病疫情呈现快速上升的趋势引起了社会的广泛关注，尤其是学生艾滋病每年新发现病例数快速上升。疫情分布不平衡，波及范围广泛，影响因素复杂多样，防治形势仍然严峻，防治任务更加艰巨。

第四节　症状与危害

艾滋病是一项全球主要公共卫生问题，随着人们越来越多地获得有效的艾滋病预防、诊断、治疗和关爱措施，艾滋病感染者较过去相比，其生活质量大幅提高。

一、潜伏期

艾滋病病毒进入人体后，一般经过2～12周才能从血液中检测出艾滋病病毒抗体，这段时间叫作"窗口期"。窗口期虽然检测不出抗体，但感染者体内已有病毒存在，具有传染性。

艾滋病病毒对人体免疫系统的破坏是一个渐进的过程，艾滋病病毒感染者平均经过8～10年的时间，发展成为艾滋病病人，这段时间叫作"潜伏期"。艾滋病病毒感染者在潜伏期期间可以没有任何症状，外表上看不出来，但能通过危险行为将病毒传染给他人。

二、临床表现

根据我国有关艾滋病的诊疗标准和指南，艾滋病可分为急性期、无症状期和艾滋病期。艾滋病潜伏期可短至数月，长达15年，平均8～10年。当艾滋病病毒感染者免疫系统受到严重破坏、不能维持最低抗病能力时，就进入了"发病期"，成为艾滋病病人。

（一）急性期

急性期通常发生在初次感染艾滋病病毒的2～4周，部分感染者出现HIV病毒血症和免疫系统急性损伤所产生的临床症状。大多数患者临床症状轻微，持续1～3周后缓解。临床表现以发热最为常见，可伴有全身不适、头痛等症状。

（二）无症状期

急性期过后，艾滋病感染者进入此期，人体产生了艾滋病病毒抗体，持续时间一般为6～8年，其时间长短与感染病毒的数量、病毒型别、感染途径、机体免疫状况、营养及卫生条件及生活习惯等因素有关。此期由于HIV在感染者体内不断复制，具有传染性。因免疫系统受损，T淋巴细胞计数逐渐下降。

（三）艾滋病期

艾滋病期为感染艾滋病病毒的终末期。人体进入发病期后，体内艾滋病病毒数量处于很高水平，患者T淋巴细胞计数明显下降，传播能力强。此期主要的临床表现为艾滋病病毒感染的相关症状、各种机会性感染及肿瘤等。

目前还没有可治愈艾滋病的药物，但规范化抗病毒治疗可有效抑制病毒复制，延缓发病，延长生命，提高生活质量，降低传播危险。

三、艾滋病的危害

艾滋病是一种危害大、死亡率高的严重传染病，目前仍不可治愈。病毒会缓慢破坏人体免疫系统，若不坚持规范治疗，发病后病情发展迅速。大部分艾滋病病毒感染者在发病前没有明显症状和体征，外表与正常人无异，所以不能从一个人外表是否健康来判断其是否感染艾滋病。一些学生由于自控力不强、疾病预防知识匮乏，无法抵御异性或同性的引诱、哄骗，与外表健康的人发生性行为而感染艾滋病病毒。也有极个别的艾滋病病毒感染者，出于各种原因，蓄意与他人发生无保护性行为，传播疾病，需要引起高度警惕。

（一）艾滋病对儿童少年的影响

艾滋病使千千万万的儿童少年沦为孤儿，被迫承受失去亲人的痛苦，还经常忍受人们的歧视、失学、营养不良以及过重的劳动负担。由于社会对艾滋病患者、感染者的歧视，难免会波及艾滋病病人的家属，尤其是儿童少年，从而严重影响儿童少年的生理和心理健康，生活、学习也因亲人感染了艾滋病而发生了重大改变，有的甚至成了孤儿，成为"弱势群体中的弱势群体"。

（二）艾滋病对个人的危害

从生理上讲，艾滋病病毒感染者一旦发展成艾滋病病人，健康状况就会迅速恶化，需要终身规律服药，患者身体上要承受巨大的痛苦，精神压力也随之增大，最后被夺去生命。从心理、社会上讲，艾滋病病毒感染者一旦知道自己感染了艾滋病病毒，心理上会产生巨大的压力。另外，艾滋病病毒感染者容易受到社会的歧视，很难得到亲友的关心和照顾。

（三）艾滋病对家庭的危害

社会上对艾滋病病人及感染者的种种歧视态度会殃及其家庭，艾滋病患者及其家庭成员都要背负沉重的心理负担。由此容易产生家庭不和，甚至导致家庭破裂。因为多数艾滋病病人及感染者是家庭经济的主要来源，当艾滋病病人本身不能再工作时，其家庭经济状况就会随之恶化。有艾滋病病人的家庭，其结局一般都是留下孤儿无人抚养，或留下父母无人养老。

（四）艾滋病对社会的危害

艾滋病病毒主要侵害那些年富力强的成年人，而这些成年人是社会的生产者、家庭的抚养者、国家的建设者。艾滋病削弱了社会生产力，减缓了经济增长，人均期望寿命降低，国力减弱。社会的歧视和不公正待遇会将许多艾滋病病人及感染者推向社会，这些受歧视的病人是造成社会不安定的因素，使犯罪率升高，社会秩序和社会稳定遭到破坏。

第五节　预防和控制

一、艾滋病防治政策依据

《中华人民共和国传染病防治法》和《艾滋病防治条例》是预防、控制艾滋病的发生与流行，保障人体健康和公共卫生的重要法律法规，是艾滋病防治工作可持续发展的法律保障，是落实"政府主导、多部门合作、全社会共同参与"防治策略的重要依据。

二、艾滋病防控措施

艾滋病的危险行为包括：发生未使用安全套的高危性行为，如与艾滋病病毒感染者的性行为、多性伴、男男性行为、遭遇强暴等；与他人共用注射器静脉吸毒；到非法采血点卖血；就医时接受不安全注射或输血等。预防艾滋病主要措施如下：

（一）保持单一性伴侣，采取安全性行为

避免经性途径感染艾滋病的最好方法是遵守性道德，固定性伴侣，不进行卖淫、嫖娼等高危行为。发生性行为的双方彼此忠诚，保持单一性伴侣，可避免和降低感染艾滋病的危险性。采取安全性行为，正确使用质量合格的安全套，不但可以避孕，还可以明显降低感染艾滋病、性病的风险。（图4-4）

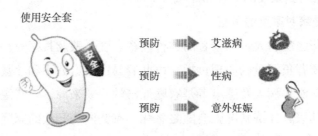

图4-4　安全套的作用

（二）拒绝毒品，预防经注射吸毒传播艾滋病

毒品使人丧失理智，成瘾，从而极易发生感染艾滋病的高危行为。共用注射器吸毒的人很容易感染艾滋病病毒，与注射毒品的人发生无保护性行为，可面临感染艾滋病的风险。使用新型毒品或者醉酒可刺激或抑制中枢神经活动，降低自己的风险意识，性伴数量和不安全性行为的频率会增加，也会间接地增大艾滋病和性病传染的风险。

（三）避免不安全注射或输血，预防艾滋病经血传播

到正规医院就医，使用一次性针具以及严格消毒的医疗器械。需要输血时使用检测合格的血液及血液制品，以及血浆代用品或自身血液。献血时要到国家指定的正规血站献血。得了性病或怀疑有性病应尽早到指定医疗机构或正规医院检

查并治疗。

（四）主动检测

1. 主动检测。发生高危行为（无保护性行为/共用针具吸毒等）后，应该主动进行艾滋病检测与咨询，早发现、早诊断、早治疗。艾滋病的初筛检测结果阳性不能确定是否感染，应尽快到具备诊断资格的医疗卫生机构进行确诊。

当地疾病预防控制机构、医院等机构均能提供保密的艾滋病咨询和检测服务，不仅完全免费，而且对个人信息完全保密。

2. 自我检测。为推动扩大检测策略，中国疾病预防控制中心于2019年推动艾滋病自我检测工作。艾滋病自我检测，是个体在私下独自或在其信任的人陪伴下，自主采集样本、检测、读取结果的过程。自我检测是现有艾滋病检测服务的重要补充，尤其对高危人群，是一种可接受、安全、准确、有效的方法。

（五）暴露后预防

发生暴露（如破损手指沾染艾滋病人的血液、同艾滋病病毒感染者发生了无保护的性行为）后，可以在72小时内使用暴露后预防用药。暴露后预防用药可以有效降低感染艾滋病病毒的风险。服药效果与起始用药时间密切相关，原则上不超过暴露后72小时，时间越早，保护效果越好。

（六）积极治疗

感染艾滋病病毒后及早接受抗病毒治疗可提高患者的生活质量，同时减少艾滋病病毒传播。一旦感染艾滋病病毒，体内病毒复制就已经开始，会逐渐损害全身多个器官，及早治疗能够抑制病毒复制，降低上述损害的发生机会，使免疫功能恢复并保持正常水平，保持较好的身体状况，减少艾滋病病毒传播。

三、学校艾滋病防控

青少年是处于从儿童向成人的过渡时期，具有好奇心强、追求刺激、易从众模仿、辨别能力差等特点，可能会因为高危行为而感染艾滋病病毒，因此在校期间提高儿童少年对艾滋病的认知十分必要。

（一）建立疫情联防联控机制

教育、卫生两部门应建立疫情通报制度和定期会商机制，及时掌握当地的艾滋病总体疫情和学校艾滋病疫情，协同推进学生艾滋病防控工作。教育部门确保落实初中学段6课时、高中学段4课时的预防艾滋病教育时间。学校应坚持经常性与重要时间节点相结合，结合警示案例，全面普及预防艾滋病等健康知识。

（二）预防艾滋病第一课

艾滋病是目前威胁青年学生健康和生命安全的重要传染病。要向学生普及预防艾滋病的基本知识，让其知晓各种造成艾滋病感染的风险和预防措施。动员青年学生加入到艾滋病防控活动中，拒绝毒品、拒绝不安全性行为，保护好自己不被艾滋病感染。此外，对艾滋病感染者做到不歧视，为学校、社会营造良好的预防艾滋病环境。

（三）开展校园防艾活动

充分发挥学生社团、学生志愿者的作用，在校园开展针对性的艾滋病防治活动。同时要结合新时代学生的特点，探索利用新媒体、"互联网+"等新手段，把艾滋病基本知识和防护措施传递给学生，帮助学生识别易感染艾滋病的危险行为，让学生真正理解安全性行为的概念和意义。

（四）加强儿童少年性教育

要切实加强儿童少年的性教育力度，使儿童少年从生理、心理、精神和社会科学属性方面正确认识性行为，培养健康的性观念，引导学生培育和践行社会主义核心价值观，强化学生的尊重意识、诚信意识和责任意识，这不仅是从长远角度控制艾滋病经性途径传播的根本措施，也为重塑良好社会风气增添正能量。

四、艾滋病病毒感染者/艾滋病病人的权利与义务

我国对艾滋病病毒感染者提供了"四免一关怀"的关怀救助政策，同时现行法律也对恶意报复社会、故意传播艾滋病的行为予以严惩，凡是给他人人身、财产造成损害的，应当承担民事责任，构成犯罪的，依法追究其刑事责任。

（一）享有的权利

根据我国现行相关法律法规，规定艾滋病病毒感染者/艾滋病病人及其家属享有如下权利：

（1）任何单位和个人不得歧视艾滋病病毒感染者、艾滋病病人及其家属；

（2）艾滋病病毒感染者、艾滋病病人及其家属享有的婚姻、就业、就医、入学等合法权益受法律保护；

（3）未经本人或者其监护人同意，任何单位和个人不得公开艾滋病病毒感染者、艾滋病病人及其家属的有关信息；

（4）医疗机构不得因就诊的病人是艾滋病病毒感染者或者艾滋病病人，推诿或者拒绝对其其他疾病进行治疗；

（5）国家实行艾滋病自愿咨询和检测制度。县级以上地方人民政府卫生主管部门指定的医疗卫生机构，按照国家有关规定为自愿接受艾滋病咨询、检测的人员免费提供咨询和初筛检测。

（二）责任与义务

根据《中华人民共和国传染病防治法》等相关法律法规要求，艾滋病病毒感染者和艾滋病病人应履行如下义务：

（1）艾滋病病毒感染者和艾滋病病人应当接受疾病预防控制机构或者出入境检验检疫机构的流行病学调查和指导；

（2）将其感染或者发病的事实及时告知与其有性关系者；

（3）就医时，将其感染或者发病的事实如实告知接诊医生；

（4）采取必要的防护措施，防止感染他人；

（5）不得以任何方式故意传播艾滋病；

（6）高危献血者故意献血，造成传染病传播、流行的，依法承担民事责任。

五、关爱艾滋病病毒感染者和病人

儿童少年要主动学习预防艾滋病的知识，全面了解相关信息，掌握自我保护的技能，将掌握的知识与家人和朋友分享，做艾滋病防治知识的传播者。感染艾滋病病毒的人拥有上学、工作、就医的权利，其合法权益受法律保护。歧视或冷漠感染艾滋病病毒的人，不但不能减少艾滋病的传播，反而会引起社会的恐慌和不安定。尽管目前艾滋病仍是危害全球公共卫生的重要传染病，但只要坚持以人民健康为中心，通过强化政府主体责任，明确各部门职责，调动全社会力量共同参与，树立每个人是自己健康的第一责任人理念，增强艾滋病防治意识，避免和减少不安全性行为，定能将我国艾滋病疫情持续控制在低流行水平，最终终结艾滋病流行。

（孙笠翔　刘懿卿）

第五章　结核病的防控

1882年，当德国细菌学家罗伯特·科赫发现结核杆菌后，人们首次对19世纪主要健康杀手之一的结核病有了初步的认识。一个多世纪以来，结核病作为一种慢性呼吸道传染病依然给人类的生命健康带来巨大的危害。结核病不仅是一种疾病，更是一种公共安全威胁，因此做好结核病防控特别是妥善处置学校结核病疫情至关重要。

第一节　概　述

结核病（tuberculosis）是结核分枝杆菌引起的慢性感染性疾病，可累及全身多个脏器，以肺结核最为常见。痰中排菌者称为传染性肺结核病，除少数可引起急性发病外，临床上多呈慢性过程。

一、病原学

（一）生物学分类

结核分枝杆菌分为人结核分枝杆菌、牛结核分枝杆菌、非洲分枝杆菌和田鼠分枝杆菌，其中人结核分枝杆菌是人类结核病的病原体。

（二）生物学特性

结核分枝杆菌是专性需氧菌，最适宜生长温度为37℃。结核分枝杆菌在特殊的培养基中才能生长，至少需要2～4周才有可见菌落，培养是确诊结核病的重要手段之一。（图5-1）

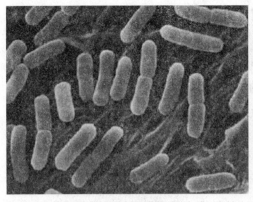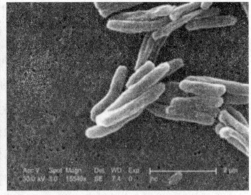

图5-1　结核分枝杆菌的生物学特性：结核分枝杆菌为细长略带弯曲的杆菌，大小（1～4）×0.4微米。分枝杆菌一般用姜-尼抗酸染色法，以5%石炭酸复红加温染色后再加用美蓝复染，分枝杆菌呈红色杆状，其他细菌和细胞为蓝色

二、流行病学

（一）传染源

排菌的活动性肺结核患者是结核传播的主要传染源。

（二）传播途径

结核杆菌通常通过呼吸道传染，以飞沫传染为最主要的方式。（图5-2）

（三）易感人群

人群对于结核杆菌普遍具有易感性。对于居住环境拥挤、营养不良、免疫力低下者易感染并引发结核病。

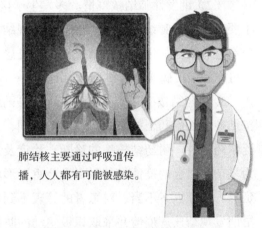

肺结核主要通过呼吸道传播，人人都有可能被感染。

图5-2　肺结核传播途径

三、结核病疫情

（一）学校结核病散发疫情

指在学校内发现结核病确诊病例，但尚未构成结核病突发公共卫生事件。

（二）学校结核病突发公共卫生事件

一所学校在同一学期内发生10例及以上有流行病学关联的结核病病例，或出现结核病死亡病例时，学校所在地的县级卫生健康行政部门应当根据现场调查和公共卫生风险评估结果，判断是否构成突发公共卫生事件。县级以上卫生健康行政部门也可根据防控工作实际，按照规定工作程序直接确定事件。

（三）结核病疫情的分类

1. 根据传播关系，可分为同源疫情和混合型疫情。

（1）同源疫情。指某易感人群中的成员同时暴露于共同传染源而引起的疫情，多指新近发生的结核病暴发，一般传染源相对明确。

（2）混合型疫情。是指先发生同源暴发，而后通过人–人传播继续流行。结核病疫情早期多为同源暴发，如发现不及时，续发患者可作为二代传染源继续感染密切接触者，并产生新的续发（二代）患者。

2. 根据续发患者的类型，可分为原发性肺结核疫情和继发性肺结核疫情。

（1）原发性肺结核疫情。多发生于未接种卡介苗，且未获得自然免疫的学生群体。发病类型以胸内淋巴结核、粟粒性肺结核、原发综合征和结核性胸膜炎为主，病情较重且并发症较多，此种类型虽然少见，但需要引起足够重视。

（2）继发性肺结核疫情。多发生于接种卡介苗群体或获得自然免疫的群体，主要以继发性肺结核为主。疫情中出现结核性胸膜炎患者往往提示为结核分枝杆菌新近感染。如出现较多结核性胸膜炎患者则代表结核病暴发处于严重的级别，其可作为结核病暴发的独立预测因素。

3. 耐药结核病是指结核病患者感染的结核分枝杆菌经体外证实对一种或多种抗结核药物耐药，按照耐药程度的不同，依次分为单耐药、多耐药、耐多药、广泛耐药四种。耐药结核病的诊断、治疗及预后较药物敏感结核菌引起的结核病更为复杂，引起的疫情也相对更为严重。形成耐药肺结核的原因包括结核病的诊断延迟、治疗方案不当、对患者的管理不到位、患者依从性欠佳等。如果学校能够早期发现结核病疫情并采取积极主动的防控措施，一般不会导致学生发展为耐药结核病或继发耐药结核病疫情。

第二节　案例分析

2017年11月中旬，××高中发生肺结核聚集性疫情被媒体曝光，引发了社会舆论对结核病的广泛关注。

一、疫情概况

2017年1月24日，该高中一名学生以工人身份在县疾控中心结核病门诊确诊为肺结核，接受治疗后出院。2月至7月，该高中又先后有5名学生分别以"工人""农民"身份就诊被诊断为肺结核，到学校又以"胃出血""感冒"或"肠胃病"请假看病，家长和患病学生害怕被同学歧视，且面临因病休学不能如期参加高考，故意隐瞒了身份和病情，而学校也未严格执行晨检与因病缺勤追踪排查制度，导致了结核病在校园内少数班级逐步传播并形成聚集性疫情。8月10日至8月19日，县疾控中心对该校全体老师、学生及部分家长共2942人进行了体检，发现有91人结核抗体阳性。8月19日，该县启动县级突发公共卫生事件应急响应，并向上级部门汇报了疫情情况。

据2017年11月25日该省省级卫生行政部门通报称，经复查和主动筛查，截至11月24日，该高中共报告肺结核确诊病例81例，疑似病例7例。这些病例均为正在备战2018年高考的高三学生。

二、处置经过

该高中结核病聚集性疫情事件引起了原国家卫生计生委、该省省委和省政府的高度重视，责成当地核实情况，及时公开发布准确信息，全力以赴做好患病学生的治疗工作，并多批次派遣专家共赴现场指导疫情处置。该省政府先后于11月18日和11月24日两次召开专题会议，与省委宣传部、省卫生计生委、省教育厅、省信访局等单位一同会商处置工作。省卫生计生委从接到上报疫情时起，迅速组建专家团队深入现场督促与技术指导，省卫生计生委主要领导和分管领导亲临现场，坐镇指挥调度疫情处置。各级疾病预防控制机构通过传染病信息管理系统进行病例搜索，采取边调查、边处理、边核实和边报告的方式，有效控制了疫情的传播范围和进一步发展。与此同时，各部门、机构积极回应社会，接受舆论监督。省卫生计生委先后三次在官网上发布该高中结核病聚集性疫情信息，不回避，不隐瞒，回应公众热点，避免了事情的发酵和恐慌，促进了疫情处置的顺利开展。11月21日，该县发布通报，免去县卫计局、教育局、疾控中心等相关负责人职务，同时建议县教育工委免去该高中党总支部书记、校长职务。

三、案例启示

该起结核病聚集性疫情事件，不能只以行政部门、学校等相关责任人被问责而结束，除了彻底解决本次事件所造成的一切影响（包括学生健康、社会舆论、疫情防控等），更重要的是需要直视面对，深入思考。要从法律法规、组织体系、舆情应对、物资储备、应急处置等方面，全面加强公共卫生安全建设，建立有效的公共卫生安全防控机制，增强公共卫生防控能力，落实各项卫生防控措施。

（一）**明确职责，落实责任**。为有效预防学校结核病疫情和突发事件，无论行政部门还是单位、个人，均应明确自身职责，按照相关规定落实各项责任。作为政府部门，要做好立法管理结核病传染源；作为学校要加强结核病疫情监控；作为学生和家长要正确认知结核病；作为媒体要正确引导舆情，客观报道结核病疫情处置；作为医疗机构要精准诊疗结核病；作为疾病预防控制机构要依法管理结核病。

（二）**遵法守法，落实"四早"**。一切单位和个人均应遵守《中华人民共和国传染病防治法》等法律法规，在发生结核病时，务必按照法律的要求及时报告，并由医疗卫生机构开展流行病学调查，迅速确定传染源，有效阻断传播链，快速处置，严格落实早发现、早报告、早诊断、早治疗的策略，把疫情消除在萌芽状态。

（三）**严控疫情，强化管理**。学校应充分落实结核病疫情防控主体责任，按照《学校结核病防控工作规范（2017版）》的要求，根据疫情状况进一步完善相关防控制度，加强与医疗卫生机构的沟通配合；进一步强化人员管控措施，充分落实晨午检、因病缺课/缺勤追踪、控制人员聚集等工作；对师生开展健康教育，对校园进行预防性消毒，特别是发生结核病病例的教师、寝室等密闭公共场所；根据疫情情况，尽早组织学校开展人员筛查，尽早确定所有确诊病例和疑似病例并进行针对性全程管理，落实休、复学制度，同时对潜伏感染者建议进行预防性服药。

（四）**健康宣教，应对危机**。学校结核病聚集性疫情不断发生，与大众结核病防治知识欠缺不无关联。传染病、顽固性咳嗽、长时间服药、受歧视、隐瞒等做法，均源于学生和家长对疾病的不了解。只有树立正确的认知，让结核病防控知识做到家喻户晓，才能产生合理的行为取向。因此在事件应对时，专业机构发出的专业声音尤为重要，分析疫情发生原因引导公众正确认识结核病，同时通过深入学校开展结核病知识讲座、现场面对面与学生及家长的交流答疑、平面媒体宣传结核病防控知识等多措并举，可为事件的控制提供有效保障。同时应加强对突发事件处置的危机应对工作。做到早期充分监测舆情，及时发现危机并上报，各部门和单位之间的信息要对称，并定期披露处置进展，增强师生信心，稳定社会秩序。

第三节　流行现状

学生由于学习负担重、免疫功能不健全、卡介苗的保护效力受限等因素，感染结核菌后容易发生结核病。校园内人群密集，一旦存在传染源，容易造成传播。因此，学生人群是结核病发病的重点人群之一。

一、疫情监测

以医疗机构、学校、疾病预防控制机构为主体的疫情监测和信息反馈网络，是发现和控制结核病疫情的前提条件，所以做好疫情监测工作、严防结核病在学校的传播流行至关重要。

（一）疫情主动监测

疾病预防控制机构定期通过国家传染病网络报告系统和自动预警信息系统开展学校结核病疫情的常规主动监测。每月汇总辖区内学校结核病疫情信息，及时开展流行病学调查分析病例之间的流行病学关联，研判分析流行趋势。

（二）信息反馈和报告

1.学校

学校应通过因病缺勤病因追查或其他途径主动发现肺结核或疑似肺结核病例，学校传染病疫情报告人应在1个工作日内向属地县（区）级疾病预防控制机构报告。

2.疾病预防控制机构

县（区）级疾病预防控制机构在获知结核病病例信息后，在1个工作日内向病例所在学校通报。

二、疫情特点

（一）全国学生人群特点

近几年统计数据显示，我国拥有各级各类学校50.3万所，在校学生数维持在2.5亿左右，约占全国总人口的20%，其中学龄前教育、小学、中学和大学人数分别约占在校学生总数的20%、40%、30%和10%。

（二）学生肺结核疫情特点

从人群分类来看，学生肺结核患者报告发病数占报告发病总数的4%～5%，居所有人群分类患者数的第四位。按学龄段来看，发病率最高的是高中学龄段，15~19岁左右年龄组占报告病例总数的50%以上。从报告时间来看，每年的3—4月为学生病例报告发病高峰。

（三）学校结核病突发公共卫生事件特点

学校结核病突发公共卫生事件呈现以下特点：一是以寄宿制学校为主；二是高中年级较多；三是病原学阳性肺结核患者比例偏低；四是男性多于女性；五是低疫情地区的突发事件多发生在来自高疫情地区学生集中的学校。

当在特定时间、空间和人群出现结核聚集性发病，最重要的就是要判断病例之间是否存在流行病学关联。一般来说，同时满足以下条件可判定为具有流行病学关联：

（1）在较短时间内（1年内）连续出现病例；

（2）发生于特定的群体和空间（如同班级、同寝室或同楼层等），具有相对明确的接触关系；

（3）结核菌素皮肤试验提示存在聚集性感染的可能；

（4）经实验室基因分型鉴定为同一基因型。

三、疫情概况

（一）发病率

随着结核病防控力度的加大，全国学校结核病疫情整体呈现下降趋势：2008—2016年，学生涂阳肺结核报告发病率从6.7/10万下降到2.1/10万，学生活动性肺结核报告发病率从25.5/10万下降到13.9/10万。

（二）发病时间

学生肺结核存在明显的时间聚集性，每年均为第二季度报告的学生肺结核例数最高，这可能与各地在第二季度进行高考和中考体检有关。

（三）发病地区

学生肺结核报告发病率较高的地区主要集中在我国西部，原因是西部地区全人群结核病疫情本就较高、医疗卫生服务体系不健全、学生身体素质和营养状态较差、学生课外活动及开窗通风少、卡介苗接种覆盖率低等。

（四）聚集性疫情

2006—2017年，全国共报告近80起学校结核病聚集性疫情，每起确诊的学生病例从数例至上百例不等，多发生在寄宿制学校。

第四节 症状与危害

原发结核感染后结核菌可向全身传播，可累及肺脏、胸膜以及肺外器官。一般人群中的结核病约80%的病例表现为肺结核，15%表现为肺外结核，而5%则两者均累及。

一、结核病的症状和体征

（一）肺结核

1. 症状。以咳嗽、咯痰为主，部分患者有发热、倦怠、乏力，在不同病期有咯血。（图5-3）

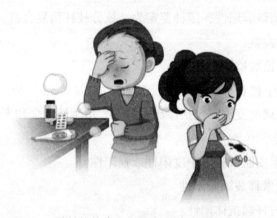

图5-3 肺结核的临床症状有咳嗽、咯痰、咯血等

2. 体征。早期肺部体征不明显，当病变累及范围较大时，可出现局部叩诊呈浊音，合并感染或合并支气管扩张时，可闻及湿性啰音。

（二）肺外结核

除肺结核外，其他如淋巴结结核、骨关节结核、消化系统结核、泌尿系统结核、生殖系统结核以及中枢神经系统结核构成整个结核病的疾病谱。

二、肺结核的辅助检查

（一）胸部影像学检查

1. 原发性肺结核。原发性肺结核主要表现为肺内原发病灶及胸内淋巴结肿大，或单纯胸内淋巴结肿大。

2. 血行播散性肺结核。急性血行播散性肺结核表现为两肺均匀分布的大小、密度一致的粟粒阴影。

3. 继发性肺结核。轻者主要表现为斑片、结节及索条影，重者可表现为大叶性浸润、干酪性肺炎、多发空洞形成和支气管播散等。

4. 气管、支气管结核。主要表现为气管或支气管壁不规则增厚、管腔狭窄或阻塞等。

5. 结核性胸膜炎。分为干性胸膜炎和渗出性胸膜炎。干性胸膜炎通常无明显的影像表现，渗出性胸膜炎主要表现为胸腔积液。

（二）实验室检查

1. 细菌学检查

（1）涂片显微镜检查阳性。

（2）分枝杆菌培养阳性，菌种鉴定为结核分枝杆菌复合群。

2. 分子生物学检查

结核分枝杆菌核酸检测阳性。

3. 结核病病理学检查

结核病组织病理改变主要包括渗出性病变、增生性病变和干酪样坏死。

4. 免疫学检查

（1）结核菌素皮肤试验呈中度阳性或强阳性。

（2）γ-干扰素释放试验阳性。

（3）结核分枝杆菌抗体阳性。

5. 支气管镜检查

支气管镜检查可直接观察气管和支气管病变，也可抽吸分泌物、刷检及活检。

三、肺结核的诊断标准

（一）诊断原则

肺结核的诊断是以病原学（包括细菌学、分子生物学）检查为主，结合流行病史、临床表现、胸部影像、相关的辅助检查及鉴别诊断等，进行综合分析做出诊断。

（二）诊断标准

1. 潜伏性结核感染

潜伏性结核感染以皮肤结核菌素试验或γ-干扰素释放试验阳性而无活动性结

核的临床表现和影像学改变为特征。

2. 临床诊断病例

具有肺结核的症状或体征，同时胸部影像学检查符合任何一种肺结核，或具备结核病实验室检查结果异常，经鉴别诊断排除其他肺部疾病，为临床诊断病例。

3. 确诊病例

在临床诊断病例的基础上，患者具备痰涂片、痰培养、分子生物学或病理检查任何一项实验室检查结果均为阳性，则为确诊病例。

第五节 预防和控制

学校结核病防控工作要按照属地化管理的原则，完善由教育和卫生健康主管部门、医疗卫生机构和学校等机构构成的学校结核病防控工作体系，建立健全学校结核病防控工作机制，共同做好学校结核病防控工作。

一、我国学校结核病防控工作回顾

2003年，原国家卫生部、教育部联合发布《关于加强学校结核病防治工作的通知》，要求各地认真做好新生入校体检和每年的教职员工健康检查工作，并将结核病检查列入大、中、小学及幼儿园学生及教职员工健康检查的主要内容。2009年又下发《关于进一步规范学校结核病防控工作的通知》，将结核病密切接触者的筛查作为疫情处置的首要措施。2010年原国家卫生部和教育部联合颁布第一版《学校结核病防控工作规范（试行）》，2017年7月，国家卫生计生委和教育部对《学校结核病防控工作规范》进行了修订。

二、机构职责与任务

（一）卫生健康部门

1. 卫生健康主管部门

（1）与教育主管部门共同领导学校结核病防控工作，将其纳入当地医疗卫生机构工作计划，实行目标考核。

（2）会同教育主管部门制订符合本地区实际情况的学校结核病防控对策、措施，制定防控工作计划，并督促各项防控措施的落实。

（3）组织医疗卫生机构为辖区内学校结核病防控工作提供技术支持和指导。

（4）制订本地区学校结核病疫情应急处置方案，会同教育主管部门开展学校结核病突发公共卫生事件的现场调查和处置工作。

（5）向教育主管部门通报辖区内学校肺结核疫情信息。

2.疾病预防控制机构

（1）制订辖区学校结核病防控工作计划。

（2）开展学校结核病防控工作培训。

（3）为学校开展结核病防控知识的健康教育和健康体检工作等提供技术支持和业务指导。

（4）开展主动监测，对学校肺结核进行信息核实、现场调查处置工作。

（5）负责汇总、分析辖区内学校结核病疫情，提出风险管理建议。

（6）负责开展学校结核病疫情和突发公共卫生事件调查与处置。

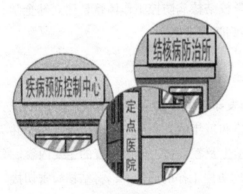

图5-4　结核病防治专业机构

3.医疗机构

医疗机构包括结核病定点医疗机构、非定点医疗机构和基层医疗卫生机构。（图5-4）

（1）结核病定点医疗机构负责学校肺结核病例的诊疗、报告、登记、健康教育、开具休复学/休复课诊断证明和随访管理工作。

（2）非结核病定点医疗机构及时报告发现的学校疑似肺结核病例，并立即转诊至辖区内结核病定点医疗机构。

（3）基层医疗卫生机构要在疾病预防控制机构的指导下，对肺结核疑似病例和确诊病例进行转诊、追踪，开展接触者筛查，做好病例出院后或居家治疗期间的督导管理和健康教育工作，并协助疾病预防控制机构进行学校肺结核病例的信息核查工作。

（二）教育部门

1.教育主管部门

（1）与卫生健康主管部门共同领导学校结核病防控工作，将其纳入对学校的年度目标责任制考核内容，组织学校和卫生保健所认真贯彻落实。

（2）配合卫生健康等部门制定符合本地区实际的学校结核病防控对策、措施和工作计划。

（3）会同卫生健康部门，对辖区内学校结核病防控工作进行定期督导检查。

（4）配合卫生健康部门，监测辖区内学校结核病发病情况，适时发布预警信息。

（5）会同卫生健康部门，落实学校结核病疫情处置经费，并协助卫生健康部门做好疫情的调查处置等工作。

2.学校

（1）承担学校结核病防控主体责任，建立一把手负总责、分管领导具体抓的防控工作责任制，并将责任分解到部门、落实到人。

（2）按照国家规定成立校医院、卫生室（保健室）等，由专人负责学校结核病防控工作，明确结核病疫情报告人。

（3）根据教育主管部门的部署，在卫生健康部门指导下，制定并实施学校结核病防控工作计划。

（4）做好学生和教职员工肺结核登记、报告、转诊和追踪。

（5）在疾病预防控制机构指导下，组织校医等有关人员进行结核病防控知识培训，积极开展学校结核病防控知识的健康促进工作。

（6）按照相关规范和标准，切实改善教学和生活环境，保障学生学习和生活的人均使用面积；加强教室、宿舍、图书馆等人群聚集场所的通风换气，保持室内空气流通；做好校园环境的清扫保洁。

（7）将结核病检查项目纳入学校新生入学体检和教职员工常规体检中。

（8）做好日常晨检、因病缺勤病因追查及登记等工作，及时、规范地向辖区疾病预防控制机构报告学校结核病疫情信息。

（9）配合疾病预防控制机构开展接触者筛查及后续处置工作。

（10）在疾病预防控制机构的指导下，对在校的肺结核病例进行服药管理。

（11）依据休复学/休复课诊断证明，对肺结核病例进行休复学/休复课管理。

（12）发生突发公共卫生事件时，配合卫生健康部门做好结核病疫情处置，强化全校师生和学生家长的健康教育和心理疏导。

三、学校结核病控制

（一）学校结核病疫情的防控措施

1.诊断及报告

（1）各级各类医疗机构对学校师生中因症就诊或转诊的肺结核可疑症状者要

按照肺结核的诊疗规范做出明确诊断，24小时内进行网络报告。

（2）辖区疾病预防控制机构在同一学校同一学期发现2例及以下患者，及时向患者所在学校反馈；发现3例及以上有流行病学关联的患者时，向同级卫生健康主管部门、上级疾病预防控制机构和学校报告、反馈。

2. 密切接触者筛查

疾病预防控制机构一旦发现确诊病例，将会及时组织开展病例所在学校师生密切接触者的筛查工作。

（1）学校应当积极配合筛查工作，密切关注与确诊病例同班级、同宿舍学生及授课教师的健康状况。

（2）对在校学生，校医或班主任应当督促接受预防性治疗的在校学生按时服药、定期复查。

3. 治疗及隔离管理

（1）确诊病例应到结核病定点医疗机构进行规范抗结核病治疗。对休学在家的病例，居住地的疾病预防控制机构应当组织落实治疗期间的规范管理；对在校治疗的病例，学校所在地的疾病预防控制机构应当与学校共同组织落实治疗期间的规范管理。

（2）在疾病预防控制机构的指导下，学校应做好疑似病例的隔离工作。

4. 休复学管理

为了有效控制结核病疫情，需要对学生病例进行严格的休学、复学管理。对教职员工肺结核病例的休、复课管理，可参照学生休、复学管理要求执行。

（1）休学

对符合下述四种病情之一的学生病例，学校对患肺结核的学生采取休学管理：

①菌阳肺结核病例；

②胸部X光片显示肺部病灶范围广泛和／或伴有空洞的菌阴肺结核病例；

③具有明显的肺结核症状；

④结核病定点医疗机构建议休学的其他情况。

（2）复学

病例经过规范治疗，符合下列条件后，可以复学：

①菌阳肺结核病例以及重症菌阴肺结核病例经过规范治疗完成全疗程，初治、复治、耐多药病例分别达到其治愈或治疗成功的标准。

②菌阴肺结核病例经过2个月的规范治疗后，症状减轻或消失，胸部X光片病

灶明显吸收，后续2次痰涂片检查均为阴性，并且至少一次痰培养检查为阴性。

（二）学校结核病突发公共卫生事件的应急处置

学校应当在政府部门的领导下，严格按照《突发公共卫生事件应急条例》及相关预案的要求，积极开展结核病突发公共卫生事件应急处置工作。

1. 事件的确认与报告。卫生健康主管部门会同教育主管部门及时对学校结核病突发公共卫生事件进行调查与核实，并组织专家进行风险评估。

2. 现场流行病学调查和密切接触者筛查。疾病预防控制机构应当及时开展现场流行病学调查和密切接触者筛查工作。

3. 健康教育与心理疏导。学校应当在医疗卫生机构的指导和协助下，强化开展全校师生及学生家长结核病防治知识的健康教育和心理疏导工作。

4. 校园环境卫生保障。学校应当加强公共场所通风、改善学校环境卫生，并做好相关场所的消毒工作。

5. 事件评估。卫生健康和教育主管部门应当及时了解医疗卫生机构和学校各项应急响应措施的落实情况，对应急处置情况组织开展综合评估。

（三）结核病疫情暴露等级的确定

结核病疫情中，学生和教师的暴露等级大致可分为3级。

1. Ⅰ级（高暴露）。是指与传染源在同一教室或同一（相邻）宿舍共同学习和生活，有较为密切的接触关系。

2. Ⅱ级（中度暴露）。不属于Ⅰ级（高暴露）接触者，但与传染源或续发患者在同一教学楼层或宿舍楼层（不相邻）共同学习和生活。

3. Ⅲ级（低度暴露）。不属于Ⅰ级和Ⅱ级的接触者，是指与传染源或续发患者在同一宿舍楼或教学楼居住和学习的Ⅰ级和Ⅱ级以外的人群。

（四）学校结核病疫情现场处置的关键技术

1. 密切接触者的筛查方法

（1）15岁及以上的密切接触者，必须同时进行症状筛查、结核菌素皮肤试验和胸部X光片检查。

（2）15岁以下的密切接触者，先进行肺结核症状筛查和结核菌素皮肤试验，对肺结核可疑症状者以及结核菌素皮肤试验强阳性者进行胸部X光片检查。

2. 结核病病例的处置

对于待诊的疑似病例，为防止交叉感染，需要单独隔离。在当地有固定住所的学生应离校居家隔离，无固定住所的学生由学校落实校内相对隔离措施，并且必须做到单独宿舍居住、佩戴外科口罩、暂时停止与同学同教室上课及其他室内集体活动。

3. 潜伏感染者的处置

（1）潜伏感染者确定。结核病密切接触者中TST硬结平均直径≥15毫米，胸部X光摄片检查未见异常，且无症状者。

（2）预防性治疗。

预防性治疗的推荐方案如下：

①单用异烟肼：10~15毫克/天/千克体重，顿服，每日不超过300毫克，疗程6个月。

②异烟肼+利福平：异烟肼用量同上，利福平10~20毫克/天/千克体重，每日不超过600毫克，均为顿服，疗程3个月。

③异烟肼+利福喷丁：异烟肼用量及服用方法同上，利福喷丁每周2次，450~600毫克/次，顿服，疗程3个月。

4. 环境通风与终末消毒

（1）通风。加强教室、食堂、宿舍、场馆等场所通风，条件允许时应持续进行自然通风，气候不允许时可定期开窗通风，上下午各1次、每次至少1小时。

（2）终末消毒。主要是对患者使用的物品、家具、陈列品、墙壁、地面等进行物理或化学方法消毒。有条件的可以采用移动式紫外线消毒车进行空气消毒。

5. 开展应急健康教育

发生结核病疫情后，学校应立即组织对师生、员工开展结核病防治知识的健康教育，宣讲结核病防治基本知识，做好家校沟通环节，维护学校正常的学习、工作和生活秩序。

6. 舆情管理

学校及有关部门要加强舆情监测和风险评估，制定完善的舆情危机应对方案。疾病预防控制机构也要重视结核病疫情处置的舆情风险评估，调整措施，确保各项防控措施安全、稳妥推进。

7. 疫情终止与随访

（1）疫情终止。结核病疫情经过有效处置，传染源与续发病例得到妥善治疗和管理，对潜伏感染者采取有效的干预措施，在3个月内未再报告新发病例，则提示疫情基本终止。

（2）随访。结核病疫情的处置措施得到全面落实后，需对密切接触者建立随访计划，首次随访时间一般为3~6个月。

四、学校结核病预防

（一）健康体检

学校应将结核病检查项目作为新生入学体检和教职员工常规体检的必检项目，由具备资质的体检机构进行学校师生健康体检，并将体检结果纳入学生和教职员工的健康档案。

（二）健康教育

学校通过健康教育课、主题班会、专题讲座，以及校园内传统媒介或新媒体等多种形式，向在校学生和教职员工广泛宣传结核病防治的核心知识。

（三）学校环境卫生

学校应当按照国家学校卫生的相关规范和标准要求，保障学生学习和生活的人均使用面积，做好校园环境的清扫保洁，消除卫生死角。

（四）监测与报告

学校应严格履行晨午检及因病缺勤病因追查及登记工作，发现肺结核疑似病例或确诊病例立即向属地疾病预防控制机构和教育主管部门报告。各级疾病预防控制机构做好学校肺结核疫情主动监测和汇总分析工作。

（蒋轶文　刘懿卿）

第六章　病毒性肝炎的防控

病毒性肝炎是以肝损害为主的一组传染病，其传播范围广、发病率高，部分慢性肝炎患者会发展为肝硬化、肝癌。病毒性肝炎不仅严重危害我国人民的身体健康，还给国家和人民带来沉重的经济负担。

第一节　概　述

病毒性肝炎是由多种肝炎病毒引起的，以肝脏损害为主的一组全身性传染病。目前按照病原学明确分类的有甲型肝炎病毒（HAV）、乙型肝炎病毒（HBV）、丙型肝炎病毒（HCV）、丁型肝炎病毒（HDV）、戊型肝炎病毒（HEV）。各型病毒性肝炎临床表现相似，主要为乏力、肝区疼痛、食欲减退、恶心、厌食油腻、肝肿大、肝功能异常，部分病例可出现发热黄疸。甲型、戊型多为急性感染，预后较好；乙型、丙型、丁型常慢性感染，少数病例可进展为肝硬化或肝细胞癌。

一、病原学

目前已经明确的肝炎病毒有五种：甲型肝炎病毒、乙型肝炎病毒、丙型肝炎病毒、丁型肝炎病毒、戊型肝炎病毒。最近还发现庚型肝炎病毒（HGV/GBV–C）、TT病毒（TTV）。

（一）甲型肝炎病毒

1. 病毒形态。甲型肝炎病毒为单股正链 RNA 病毒，归类于小RNA病毒科肝炎病毒属。

2. 抵抗力。甲型肝炎病毒体外抵抗力较强，室温下可生存1周，低温下可长期存活，100℃加热1分钟可使病毒灭活。甲型肝炎病毒传染性高于戊型肝炎病毒，发病有家庭聚集现象。

3. 甲型肝炎病毒抗原抗体系统。甲型肝炎病毒仅有一个血清型和一个抗原抗体系统。抗HAV-IgM是诊断甲型肝炎病毒急性感染的指标；抗HAV-IgG是保护性抗体，是产生免疫力的标志。

（二）乙型肝炎病毒

1. 病毒形态

电子显微镜下，在乙肝患者的血清中观察到三种形式的颗粒：

（1）大球形颗粒，为完整的乙型肝炎病毒，又称Dane颗粒，直径42纳米，由包膜和核心组成，是病毒复制的主体。

（2）小球形颗粒，直径22纳米。

（3）丝状和核状颗粒，直径22纳米，长100~1000纳米。后两者由HBsAg组成，为空心包膜，不含核酸，无传染性。

一般情况，血清中小球形颗粒最多，Dane颗粒最少。

2. 抵抗力

乙型肝炎病毒体外抵抗力很强，对冷、热、干燥、紫外线、一般浓度的消毒剂均能耐受。100℃ 10分钟、65℃或高压蒸汽消毒可灭活，对0.5%过氧乙酸敏感。

3. 乙型肝炎病毒血清标志物及其临床意义

（1）HBsAg（乙肝表面抗原）有抗原性而无传染性。大多在乙型肝炎病毒感染后2~6个月（潜伏期）出现，急性自限性肝炎，6个月内可消失；慢性肝炎或慢性HBsAg携带者，可持续阳性。

（2）抗-HBs（乙肝表面抗体），为保护性抗体（中和抗体），抗-HBs阳性表示对乙型肝炎病毒有免疫力，见于乙肝恢复期、既往感染及乙肝疫苗接种后。一般在急性感染后期或HBsAg消失后数月出现，6~12个月达高峰，可持续多年，但滴度会逐步下降。

（3）HBeAg（乙型肝炎e抗原），是病毒复制和传染性的标志。血清HBeAg阳性者中，乙型肝炎病毒DNA阳性率为92%左右。

（4）抗-HBe（乙肝e抗体），标志着病毒复制减少、传染性降低。抗-HBe阳性者中，16.3%~30%乙型肝炎病毒DNA仍阳性，易加重病情、易演变为肝硬化。抗-HBe随着HBeAg的消失而出现。

（5）HBcAg（乙型肝炎核心抗原），主要存在于乙型肝炎病毒感染的肝细胞内或Dane颗粒核心中，到血液中即被降解为HBeAg。一般血清学方法检测不到

HBcAg，而只能检测到抗–HBc。

（6）抗–HBc（乙型肝炎核心抗体），包括抗HBc–IgM和抗HBc–IgG。抗HBc–IgM是乙型肝炎病毒近期感染或慢性感染者病毒活动的标志，绝大多数在发病第一周出现，一般持续时间6个月；凡"有过" 乙型肝炎病毒感染者抗HBc–IgG均可阳性，可持续终身。

（7）乙型肝炎病毒DNA，是病毒复制和有传染性最直接的证据。

（8）DNAP（DNA多聚酶），也是直接反应病毒复制的指标之一。

（9）乙肝大三阳：HBsAg、HBeAg、抗–HBc均为阳性，提示病毒复制活跃，传染性强。

（10）乙肝小三阳：HBsAg、抗–HBe、抗–HBc均为阳性，有传染性，但没有乙肝大三阳强。

（三）丙型肝炎病毒

丙型肝炎病毒是第一个利用分子生物学技术发现的病毒。

1. 病毒形态。丙型肝炎病毒为单股正链RNA病毒，属黄病毒科。呈球形颗粒状，直径长30～60纳米，外面有脂质外壳、囊膜和棘突结构，内有核心蛋白和核酸组成的核衣壳。

2. 抵抗力。对有机溶剂敏感，10%氯仿可杀死丙型肝炎病毒。煮沸、紫外线等亦可使丙型肝炎病毒灭活。

3. 丙型肝炎病毒抗原抗体系统。目前尚无法检测丙型肝炎病毒的抗原成分，抗HCV为非保护性抗体，阳性为病毒感染标志。抗HCV又可分为抗HCV–IgM和抗HCV–IgG型。抗HCV–IgM在发病后即可检测到，一般持续1～3个月，如果抗HCV–IgM持续阳性，提示病毒持续复制，易转为慢性。

（四）丁型肝炎病毒

丁型肝炎病毒形态和生物学特征：丁型肝炎病毒，又称δ因子。为单股负链RNA病毒。直径：35～37纳米，表面包裹HBsAg，核心为丁型肝炎病毒 RNA和HDAg。丁型肝炎病毒为缺陷病毒，需要乙型肝炎病毒提供外壳才能生存，必须依赖乙型肝炎病毒辅助才能复制。

（五）戊型肝炎病毒

戊型肝炎病毒为单股线状正链RNA病毒，可感染人也可感染动物。抗HEV包括抗HEV–IgM和抗HEV–IgG，抗HEV–IgM可作为近期感染丁型肝炎病毒的标志，有早期诊断价值，多数发病后6～12个月转阴，但也有持续几年甚至十多年。

二、流行病学

目前公认的五型肝炎病毒中，甲型肝炎病毒和戊型肝炎病毒主要引起急性肝炎或隐性感染，经粪-口传播，有季节性，可引起暴发流行。乙、丙、丁型肝炎病毒可引起急性肝炎、慢性肝炎或隐性感染，主要经血液传播，无季节性，多为散发，部分患者发展为肝硬化和肝细胞癌。人类对各型肝炎普遍易感，各年龄均可发病。

（一）甲型病毒性肝炎（简称甲肝）

1. 传染源。甲肝传染源为急性期患者及隐性感染者，后者人群较大，甲肝无病毒携带者。甲肝罕有慢性患者。甲肝患者在发病前2周至起病高峰期后1周的传染性最大，少数患者延长至起病后30天。唾液、胆汁及十二指肠液均有传染性。

2. 传播途径。粪-口途径是甲肝传播方式。粪便中排出的病毒通过污染的手、水、苍蝇、玩具和食物等经口感染，以日常生活接触为主要方式，通常引起散发性病例。食用被污染的水产品（贝壳类），可导致局部地区暴发流行。

3. 易感人群。人对甲型肝炎病毒普遍易感。感染后血清中出现甲肝保护性抗体（抗HAV–IgG），机体可产生较稳固的免疫力。

（二）乙型病毒性肝炎（简称乙肝）

1. 传染源。主要是急、慢性乙肝患者和乙肝病毒携带者。急性患者在急性期发病前2～3个月即开始具有传染性，持续整个急性期。慢性患者和病毒携带者由于数量庞大，是重要的传染源，其传染性与体内乙型肝炎病毒DNA含量成正比。

2. 传播途径。乙型病毒性肝炎主要通过母婴、血液和性接触传播。母婴传播主要发生在分娩时，婴儿皮肤或黏膜破损接触母亲的血液、羊水或阴道分泌物，或哺乳时通过乳汁感染，但不排除通过胎盘感染的可能；血液传播除通过输血及血制品外，还可通过注射、手术、修牙、刺伤、共用牙刷或剃刀、血液透析、器官移植等方式传播，血液中乙型肝炎病毒含量很高，微量污染的血液进入人体就可造成感染；性接触也是一种传播途径，此外，汗液、唾液、尿液、泪液等也具有传染性。

3. 易感人群。乙肝保护性抗体（抗HBs）阴性者普遍易感。婴幼儿是乙型肝炎病毒感染的最危险时期，新生儿通常不具有来自母体的先天性乙肝保护性抗体而普遍易感。高危人群包括母亲为HBsAg阳性的新生儿、HBsAg阳性者的家属、反复输血及血制品的人、血液透析者、多个性伴侣、静脉注射吸毒者、接触血液的医务工作人员等。感染后或疫苗接种后出现乙肝保护性抗体有免疫力。

（三）丙型病毒性肝炎（简称丙肝）

1. 传染源。丙肝的传染源是急、慢性患者和无症状病毒携带者。

2. 传播途径。丙肝的传播途径与乙肝相同，以输血及血制品传播为主，母婴传播不如乙肝多。

3. 易感人群。人类对丙型肝炎病毒普遍易感。抗HCV为非保护性抗体，感染后无保护性免疫。

（四）丁型病毒性肝炎（简称丁肝）

1. 传染源。丁肝的传染源是急慢性患者和病毒携带者，乙肝病毒携带者是丁型肝炎重要的传染源。

2. 传播途径。丁肝的传播途径与乙肝相似。

3. 易感人群。人类对丁型肝炎病毒普遍易感，HBsAg阳性的急、慢性肝炎及（或）无症状感染者为高危人群。抗HDV不是保护性抗体。

（五）戊型病毒性肝炎（简称戊肝）

1. 传染源。戊肝的传染源是急性及亚临床型患者。以潜伏末期和发病初期粪便的传染性最强。

2. 传播途径。与甲肝相似。暴发于粪便污染的水源，散发于食用不洁食物和饮品。

3. 易感人群。戊肝各年龄普遍易感，感染后产生戊型肝炎抗体，人体具有一定的免疫力，但戊型肝炎抗体短期内消失，少数可持续一年以上。

第二节 案例分析

1988年上海甲肝大流行案例。

一、案例概述

1988年的上海，突然暴发了一场大型的甲肝疫情，短短3个月，感染人群近30万人。

1988年1月初，并不算寒冷的上海，到处都洋溢着过年的喜庆气氛。1月中旬，不少的上海人开始出现呕吐、身体发热的症状，起初怀疑是普通的流感，后因腹泻而就诊的病人越来越多，医生们开始怀疑是痢疾。不久，患者不仅出现全身乏力，而且面色越来越黄，甚至眼球发黄，这让医生们意识到这不是简单的菌痢。由于甲肝有两至六周的潜伏期，菌痢则很短，医生们推测痢疾的发病也许是甲肝流行的先兆。

经过化验检查，绝大多数病人被确诊为甲肝。接着患者的数量开始疯狂增长，1988年1月18日、19日两天，上海每天新增病例竟然高达1.8万人。1月30日至2月14日，每天发病人数均超过10000例，数据显示，这次甲肝流行最终导致31人死亡，患病人员30万，直接经济损失近5亿元。

流行病学调查发现，甲肝流行主要限于该市12个市区，各区疫情相似。11%的家庭有2人或以上同时发病，食用毛蚶者的甲肝患病率是未食用毛蚶者的247.8倍，患病率的高低与食入毛蚶量的多少有关，随着食入毛蚶量的增加，甲肝的危险性也随之加大。上海人偏好海鲜，醉虾、醉蟹以及毛蚶都曾是上海人的餐桌美食。上海人喜欢生食毛蚶，认为一熟就失去了口感。而毛蚶具有极强的吸附力，可浓缩甲肝病毒29倍，并可在其体内存活3个月之久。以往，上海市场的毛蚶多来自山东潍坊海域，大多以养殖为主。而1988年，上海人餐桌上的毛蚶则来自江苏启东。由于启东江段靠近长江的入海口，其沿江城市和农村有大量生活污水排入长江，污染相对严重。生食的这种毛蚶鳃上所吸附的大量甲肝病毒，极易经口进入消化道，导致肝炎的发生。

3月5日，上海市卫生防疫站对启东多批混合毛蚶的提取物进行甲型肝炎病毒RNA检测的结果显示为阳性，进一步证明上海暴发流行的甲肝确系食用携带甲肝病毒的启东毛蚶所致。污染发生在毛蚶产地而不是运输过程中。

二、案例处置

（一）成立领导小组

上海市委、市政府迅速成立防治甲肝领导小组，协调全市的行动。各区政府和委、办、局、工厂、企业、街道也成立了肝炎防治领导小组，以加强对肝炎防治工作的领导。

（二）积极救治患者

当时的首要任务就是收治病人。但是上海各家医院共有床位5.5万张，而甲肝患者数以万计，且发病十分集中，即使医院不收治任何其他病人，也无法解决甲肝病人的住院问题。上海市政府召开紧急会议，要求想尽一切办法增设收治点。随后，上海一些大中型企事业单位腾出仓库、礼堂或其他会议场所，开设临时隔离病房，收住本单位病情较轻的甲肝病人；当时适逢中小学放寒假，有的区就把部分学校的教室改为临时病房；一些小旅馆也空出客房接收病人；部分建好而尚未分配使用的住房，也暂时用来收治病人。

据统计，在防治肝炎期间，上海全市共增设12541个隔离点和118104张床位，其中卫生系统增设了243个隔离点和60434张床位，共收治甲肝患者98591人，全市共设家庭病床29338张。

（三）信息透明公开、消除恐慌心理

在上海市领导的指示下，媒体通过多种宣传手段实现信息公开，以便市民及时了解疫情。在透明公开的环境中，恐慌渐渐消退，战胜疾病的信心开始逐渐恢复。

（四）采取消毒、隔离措施，控制疫情蔓延

卫生防疫部门深入病人家中宣传，指导消毒、隔离工作，并采用多种形式在公共场所宣讲卫生知识，有效控制了疫情的蔓延。

三、案例启示

上海因生食毛蚶引起的大规模肝炎暴发，在短时间内得以平息，我们从中获得了宝贵的经验，但给我们的教训也是深刻的，为我们有效应对疫情带来了很多启示。

（一）必须贯彻"预防为主"的方针，树立"大卫生"的思想。 对建立流行病预警机制、快速应对公共卫生突发事件、改善我国公共卫生条件、构建现代公共卫生安全体系等方面具有重要影响。

（二）大力开展健康教育。 应积极开展预防甲肝等传染病的法律法规和相关知识宣传，提倡"吃熟食、喝开水，勤洗手"，防止"病从口入"。提倡使用"公筷"，培育居民健康文明的饮食习惯和自我保护意识。引导公众在疫情期间听从政府指挥，配合卫生、公安、社区等部门对疫情的调查和管理，正确进行消毒和消杀，出现症状按规定及时就诊。加强健康教育，普及健康知识，形成健康生活方式。

（三）加强食品安全管理。 加大食品安全知识宣传，加强集市贸易、集市食品卫生和饮食卫生的监督管理。食品的采购、储存、加工、存放等应符合相关规定，食堂工作人员务必持有效的健康证上岗，且上岗前参加体检和培训，每年定期体检。与食品有关的从业人员出现发热、呕吐、腹泻等有碍于食品卫生等症状时，立即脱离岗位。

（四）加强环境卫生管理。 强力推进环境卫生整治工作，确保垃圾分类和及时清理。使用卫生厕所，并对厕所粪便进行消毒或利用其他方式进行无害化处理，防止污染饮水水源和其他与生活密切相关的水体。在疫情期间对可能的污染来源、污染范围，开展有目的的灭蝇工作和对疫情水井、自来水、池塘进行严格消毒。

第三节　病毒性肝炎的种类与流行现状

一、流行现状

（一）病毒性肝炎种类及发病情况

我国属于病毒性肝炎的高发地区。2019年全国法定传染病统计报告显示，病毒性肝炎发病数居于首位，死亡数居于前3位。五型病毒性肝炎中，对学生危害较大的为甲、乙两型。在小学和初中阶段以甲肝为主，而在高中及大学阶段以乙肝为主。

随着甲肝疫苗在全世界的应用，甲肝的流行已得到有效的控制，患甲肝人数呈现每年递减的趋势，2018年我国甲肝的发病率已降至历史最低水平。

世界卫生组织发布的"2017全球肝炎报告"指出，接种疫苗显著减少了儿童少年乙肝病毒感染。在乙肝疫苗大规模推广前（20世纪80年代到21世纪初），5岁以下儿童出现乙肝感染的比例为4.7%，如今这一比例已下降到1.3%，降低的幅度为72%。

我国是丙肝的高发区之一。近年，我国有偿献血者、透析患者、静脉吸毒和男-男同性恋人群感染率有显著上升趋势。但中小学校园感染率极低。

丁型肝炎病毒为缺陷病毒，只能与乙型肝炎病毒并存，丁肝可使乙肝病情加重。我国为丁肝感染低发区，在乙肝病毒感染人群中丁肝抗原和抗体的检出率大约在20%以下。

戊肝流行率约20%，可暴发流行。

（二）季节分布

甲肝、戊肝流行有明显的季节性，冬春季节是甲肝的发病高峰期，戊肝多于雨季或洪水后流行。乙肝、丙肝、丁肝一年四季均可发病，没有一定的流行期。

（三）年龄及性别

甲肝患者以儿童少年为主，多为7~15岁的小学和初中阶段的学生，成人患甲肝的人数明显减少，但临床症状一般较儿童及青少年重，患者在性别上无明显差异。乙肝的患者主要为儿童及青壮年，其中多为高中及大学年龄段，HBsAg阳性率的年龄分布有两个高峰，10岁前为第1高峰，30～40岁为第2高峰，男性多于女性。丙肝、丁肝、戊肝多见于成年人，性别无明显差别。戊肝男性多于女性，但孕妇病死率高。

（四）影响因素

各种类型病毒性肝炎流行率与居住条件、卫生习惯及教育程度、防治措施等因素有关，甲肝、乙肝还与人群免疫水平密切相关。

二、学校病毒性肝炎流行原因分析

由于学校的集体生活方式和儿童少年自身生长发育的特性，学校病毒性肝炎的流行主要与以下原因有关。

（一）学生群体的流动性

学校群体的年龄结构包括了儿童少年和成年人，这一群体具有很强的流动性。他们每天从各家各户汇集到学校，每天学习生活后，再由学校返回家庭；因此，传染源可以从社会的各处进入学校，又从学校分散到每个家庭，学校人群的聚集使传染源数量、强度显著增加。因此，一旦发生肝炎流行，学校往往成为重要的集散地。

（二）学生的生活特点

1. 群体性生活方式

学生每天一起上课、活动，节奏高度一致，尤其在寄宿制学校，学生之间接触更为密切，非常容易造成肝炎病毒的传播。

2. 场所及公共设施使用频率高

学校中各种生活场所如宿舍、食堂、厕所，公用设施如饮用水机、电梯等，在短时间内存在大量人员出入及接触，使病原体传播速度加快。

3. 缺乏传染病防治知识

中小学生传染病相关知识匮乏，导致儿童少年预防传染病的意识薄弱、自我保护意识不足，增加了患病的风险。

4. 年龄因素

年龄越小机体的抵抗力越弱，机体特异性免疫功能越不完善，上述原因使儿童少年成为肝炎的易感人群。当外来学生迁入时，群体内基础免疫水平的不一致，也使患病风险增高。

5. 不良卫生习惯

现在的儿童少年多为独生子女，家长的溺爱和老师的要求不严，导致一些孩子任性、自我管理能力弱，久而久之养成了一些不良的卫生习惯，如随地吐痰、用手指挖鼻孔、沾口水翻书、咬铅笔、不洗手吃零食等，这些不良卫生习惯成为校园病毒性肝炎传播的危险因素。

6.特殊儿童群体免疫接种不全

城市流动儿童和农村留守儿童是儿童少年中的一个特殊群体，他们由于免疫接种率低而易发传染病。

第四节 症状及危害

一、肝炎的临床类型

按照第十次全国病毒性肝炎会议规定，将肝炎分为急性肝炎、慢性肝炎、重型肝炎、淤胆型肝炎、肝炎肝硬化五种临床类型。急性肝炎又分为急性黄疸型肝炎、急性无黄疸型肝炎。

二、肝炎的潜伏期

各型肝炎病毒的潜伏期不同，一般情况下：甲肝：2～6周，平均4周；乙肝：1～6个月，平均3个月；丙肝：2周至6个月，平均40天；丁肝：4～20周；戊肝：2～9周，平均6周。

三、临床表现

（一）急性肝炎

病原体：甲型肝炎病毒和戊型肝炎病毒多见，乙型肝炎病毒、丙型肝炎病毒和丁型肝炎病毒较少见。

1.急性黄疸型肝炎。临床分三期：黄疸前期、黄疸期、恢复期。

黄疸前期：有发热、乏力及上呼吸道感染样症状，常伴食欲不佳、厌油、恶心、呕吐等消化道症状；少数可有关节痛、皮疹等血清病样表现，持续数天至21天，平均7天。

黄疸期：发热好转，出现尿黄、眼黄、皮肤黄等黄疸体征，消化道症状逐渐减轻，部分病人有肝脾肿大、肝区叩痛，肝功转氨酶、黄疸指数升高，持续2～6周，平均3周。

恢复期：症状逐渐消失，黄疸消退，肝功能逐渐恢复正常，持续2周至4个月，平均1个月。

2. 急性无黄疸型肝炎。临床急性无黄疸型肝炎多于急性黄疸型肝炎，尤其是乙肝和丙肝。其与急性黄疸型肝炎比较，有以下特点：整个病程无黄疸，仅少数转为急性黄疸型肝炎；临床症状、体征及肝功能损害程度较轻。

临床上急性乙肝较少见，丙肝与乙肝相似，但临床症状较轻、慢性化程度高，至少有50%患者转为慢性。

急性丁肝表现为两种形式：一种与乙型肝炎病毒同时感染，另一种在乙型肝炎病毒感染的基础上重叠感染，丁型肝炎病毒与乙型肝炎病毒混合感染或重叠感染后，易加重病情、易慢性化、易演变为肝硬化、易发展为肝癌。

急性戊肝临床表现与甲肝相似，但急性黄疸型肝炎的发生率高于甲肝，且黄疸较深；临床症状及肝损害程度较甲肝重；老年人及孕妇感染后易发展为重型肝炎，病死率高。

（二）慢性肝炎

依据病情分为轻、中、重三度，轻度表现可不典型，仅有乏力、倦怠、下肢酸软、肝区隐痛；重度可表现为食欲缺乏、腹胀、面色灰暗、慢性肝病面容，可有黄疸、肝掌、蜘蛛痣、男性乳房发育，可有肝脾肿大，少数有肝外表现：皮疹、关节痛、乙肝相关性肾炎、乙肝相关性血小板减少性紫癜、自身抗体可阳性。

（三）重型肝炎

重型肝炎特征性表现为：极度乏力；消化道症状进行性加重，常出现频繁恶心、呕吐及顽固呃逆；黄疸迅速进行性加深。重型肝炎常见并发症有大出血、继发感染、肝肾综合征、肝性脑病等。

（四）淤胆型肝炎

可见于各型肝炎病毒感染。起病类似急性黄疸型肝炎，但症状较轻，黄疸重；胆汁淤积表现明显，如皮肤瘙痒、大便颜色变浅；化验检查可见肝功转氨酶轻度升高，胆红素显著升高，γ谷氨酰转肽酶、碱性磷酸酶及胆固醇也明显升高。

四、肝炎的预后及危害

（一）HBsAg携带者

婴、幼儿HBsAg阳性持续时间多在10年以上。HBsAg自然阴转率，每年1%～2%；HBeAg自然阴转率，每2～7年45%；DNAP自然阴转率，每年10%。

（二）急性肝炎

甲肝预后良好；乙肝：成人90%以上痊愈，10%转为慢性肝炎；丙肝：50%转为慢性肝炎；戊肝：有1%～12%的死亡率，妊娠合并戊肝死亡率较高。

（三）慢性肝炎

轻度慢性肝炎预后良好，仅少部分转为慢性肝炎重度；重度慢性肝炎大部分转为肝硬化，少部分转为肝细胞癌，病死率在70%以上。

（四）淤胆型肝炎

急性淤胆型肝炎预后良好，通常病程在8周以上；慢性淤胆型肝炎常进展为胆汁性肝硬化，预后较差。

第五节　预防和控制

目前对学生危害较大的为甲、乙两型肝炎病毒，教育部门、卫生健康部门、家庭和社会应携手共同应对病毒性肝炎对学生健康造成的危害。

一、预防措施

（一）预防接种（见第七章）

（二）健康教育

1. 落实健康教育课，普及病毒性肝炎等传染病的相关知识，倡导学生树立良好的传染病防控意识，养成良好的生活方式和卫生习惯。

2. 结合传染病流行季节性、突发性的特点，通过板报、宣传栏、横幅、广播以及视频等宣传途径，利用家长会、告家长书以及家长委员会等多种形式，对学生及家长进行传染病防治知识的宣传教育，提高学生及家长的防病和卫生意识。

3. 进行食品卫生知识和预防病毒性肝炎的专题教育。目前校外摊店，由于管理混乱、卫生状况差、食品原料质量不佳等原因，存在一定的食品安全隐患，因此告诫学生避免校外就餐，也是预防甲肝的措施之一。

4. 预防脂肪肝也是预防儿童少年病毒性肝炎的重要工作。近年来，由于儿童少年饮食结构的不合理造成营养过剩，肥胖人员的比例增多，脂肪肝的发病率上升，已成为病毒性肝炎的危险人群。因此在日常饮食中，要注意均衡饮食，多吃纤维类食物，如蔬菜、水果、粗粮等。重视体育与健康课程，加强儿童少年的体育锻炼，不断增强体质。

（三）改善学校的卫生条件

卫生条件直接影响校园传染病的发生与流行。教室、宿舍要有通风及空气净化条件；食堂的格局分区、设施配备及环境条件应符合《学校食堂与学生集体用餐卫生管理规定》的要求；厕所应有冲洗和洗手设施；学校的生活饮用水要符合标准；校卫生室应与学校规模、学生数量相适应，设备设施完善，配备专职校医，药品和器材应及时更新。

（四）强化学校卫生规范化管理

加强学校生活饮用水的管理，防止因水污染造成疾病传播；加强厕所卫生管理，做好粪便的无害化处理，防止污染环境和水源；开展校园环境整治和爱国卫生运动，加强后勤基础设施建设，努力改善卫生条件，保证学校教室、厕所及其他公共场所的清洁卫生；定期对教室、宿舍、图书馆、食堂等人员集中的场所以及饮用水机、卫生间、扶梯等使用频率高的公共设施进行消毒。

二、疫情监测和报告

（一）疫情监测

1. 建立突发公共卫生事件的监测系统。在学校建立考勤监测制度，指定专人对学生及学校教职工的缺勤人员逐一登记，查明缺勤原因。将因健康原因缺勤人员情况报告校医，校医进行登记汇总并追踪观察，分析其原因，必要时采取进一步的措施。

2. 重视信息的收集。要与辖区疾病预防控制机构建立联系，收集本地及周围地区的公共卫生事件的情报，密切关注其动态变化，以便做好预防工作。

（二）疫情报告

1. 建立自下而上的疫情逐级报告制度。确保监测和预警系统的正常运行，及时发现潜在隐患以及可能发生的突发事件。

2. 严格执行学校重大公共卫生事件报告程序。在传染病暴发、流行期间，对疫情实行日报告和零报告制度。疫情暴发时，医务室及学校有关部门应立即向本校突发公共卫生事件领导小组报告，并以最快的通信方式在2小时之内向所在地疾病预防控制机构报告，同时向上级教育行政管理部门报告。

3. 建立突发事件举报制度。任何部门和个人有权向学校报告突发事件隐患，有权向教育行政主管部门举报有关部门不履行突发事件应急处理规定的职责的情况。

三、控制措施

（一）完善组织领导，明确责任分工

建立学校突发传染病事件应急领导小组，校长为领导组负责人；健全学校卫生工作领导小组，明确责任分工；完善学校卫生室，配齐卫生保健人员。

（二）落实学校卫生制度及"四早"措施

学校卫生制度包括传染病疫情报告制度、学生晨检及定期体检制度、重要场所定期消毒制度，教室、宿舍、公共场所卫生清扫制度，个人卫生清洁制度，食品卫生安全制度，体育活动卫生制度，学生健康管理制度等。

1. 传染病疫情登记报告制度

校长或主管领导为传染病疫情报告责任人，在确认疫情的第一时间内报当地疾病预防控制机构和上级教育行政主管部门，并按照当地疾病预防控制机构的要求做好疫情的登记、分析和整理工作。对报告的疑似病例被确诊或排除后，要及时向上级机关发出更正报告。出现以下情况之一时，应在24小时内报出相关信息：在同一宿舍或者同一班级，1天内有3人或者连续3天内有多人（5例以上）患病，出现相似症状（如发热、皮疹、腹泻、呕吐、黄疸等）或者有共同用餐、饮水史；当发生大面积疫情时必须执行零报告和日报告制度。

2. 学生晨检及定期体检制度

晨检制度：晨检应在学校疫情报告人的指导下进行，由班主任或班级卫生员对早晨到校的每个学生进行观察、询问，了解学生出勤、健康状况。发现学生有传染病早期症状以及疑似传染病病人时，应当及时告知学校疫情报告人，学校疫情报告人进一步排查，做到对传染病病人的早发现、早报告。在疫情流行季节，还可增加午检。

因病缺课监测制度：可为学校传染病防控工作起到一定的预警作用，加强学生因病及时就医行为和家长报告意识，提高因病缺课上报的及时率和准确率。

定期体检：中小学校要进行每年一次的健康监测，对于新入学的学生要及时检查疫苗接种情况，发现缺漏及时补种。寄宿制学校要对新生进行病毒性肝炎常规指标的筛查，有助于学生病毒性肝炎的检出。

3. 落实"四早"措施

传染病预防控制的"四早"措施包括早发现、早隔离、早报告和早治疗。晨检能够做到早发现；早报告可以使专业机构能够在最快时间内采取有效措施控制

疫情，不报、瞒报、漏报可能会错过疫情控制的最佳时机，导致疫情播散；对确诊病例、疑似病例和可疑病例，应根据疾病特点，及时将病人送定点医院隔离治疗或在家隔离治疗。同时在当地疾病预防控制机构的指导下，对病人所在场所进行终末消毒。发生大面积疫情时，可对与病人接触的其他人员进行预防性用药，对所在场所定期消毒。

（孙素梅　李晓然）

第七章　学生预防接种安全

传染病曾是危害人类健康、导致人均寿命减少的主要原因。实践证明，接种疫苗是预防、控制以至消灭传染病的最有效手段。

第一节　概　述

疫苗的发明和预防接种是人类历史上最伟大的公共卫生成就。疫苗的接种，避免了无数儿童罹患疾病、发生残疾和死亡。世界各国政府均将预防接种作为最优选的公共卫生服务项目。

就全球而言，18世纪有1.5亿人死于天花，20世纪70年代以前，每年约有600万儿童死于麻疹，约有30万儿童患脊髓灰质炎。通过预防接种，每年至少挽救了300万生命，70余万儿童免于残疾，近30种传染病发病得以控制。1979年全球消灭了天花，绝大多数发展中国家消除了破伤风，麻疹的发病也接近消除水平，全球消灭脊髓灰质炎工作已经进入了最后阶段。

我国疫苗的使用经历了普及接种、计划免疫、免疫规划阶段，控制了疫苗针对传染病的发生。1950—1965年，我国麻疹年平均发病率为590/10万，其中1959年发生麻疹大流行，发病率高达1433/10万，病死率3%，自1965年麻疹疫苗应用以来，麻疹流行强度大为减弱。流脑疫苗纳入国家免疫规划后，发病率逐年下降，近年全国流脑报告发病率仅为0.01/10万。在未使用疫苗前，百日咳是儿童常见的疾病和死亡原因，我国20世纪50—70年代百日咳发病率在100/10万以上，于1959年和1963年出现大流行，有近万名儿童死于百日咳，而目前百日咳的发病率已降至1/10万以下。由此可见，国家免疫规划的实施有效地保护了广大儿童的身体健康和生命安全。

疫苗接种的对象是健康人群，其安全性历来受到各国的关注和世界卫生组织的重视。疫苗在注册前都需经过严格的动物实验和临床研究，批准上市之后，药品监管部门执行生物制品批签发制度。在疫苗接种前、接种中、接种后都有完整的、科学的规范要求，疫苗储存和运输全程在冷链条件下，预防接种在接种门诊进行，实行告知制，保证预防接种的安全和有效。

近年来疫苗相关事件时有发生，安徽泗县甲肝疫苗事件、大连狂犬病疫苗非法添加事件、山东非法经营疫苗事件、长春长生的疫苗不合格事件，引起社会广泛关注，也成为社会的不稳定因素。

第二节　案例分析

安徽泗县甲肝疫苗接种事件案例。

一、案例概述

2005年6月，安徽省泗县大庄镇卫生防疫保健所未经县卫生、教育主管部门同意，擅自与学校联系入校开展甲肝疫苗接种，组织多名没有依照卫生部的有关规定接受培训的乡村医生，为大庄镇17个村19所学校2500多名学生接种甲肝疫苗，引发了群体性心因反应事件，其中一名学前班的学生因接种疫苗后偶合感染重症菌痢导致死亡。当地有关部门经过调查，对泗县卫生局、防疫站4名主要负责人分别给予了党纪和行政处分，事件的3名直接责任人被依法追究刑事责任。

二、案例处置

2005年6月16日开始，泗县大庄镇卫生防疫保健所在未经过县卫生、教育主管部门同意的情况下，擅自与学校联系，将乡村医生分成了8个接种组，为大庄镇17个村19所学校的2500多名学生接种甲肝疫苗。

李某是泗县大庄镇水刘村小学学前班的学生，只有4岁半。6月17日，李某的父母接到水刘村小学的甲肝疫苗注射通知单，与所有的学生家长一样，父亲带着李某到学校接受了大庄镇防疫站的甲肝疫苗接种。接种后李某不舒服，吃不下东西，活动也明显减少。直到6月20日开始脸色发白、嘴唇发青。这时大庄镇医院发布紧急通知，提示家长发现孩子有不良反应赶紧去医院检查。大庄镇医院的紧急通知让李某的父母感到不安，孩子每年打疫苗都很正常，为什么今年的疫苗会有这么强的反应呢？这时李某开始高烧不退，在大庄镇医院接受了紧急治疗，但体温一直持续在39℃以上，于是父母将她转到医疗条件更好的泗县人民医院。

当时小儿科的病房里已经住满了像李某一样因接种疫苗而发生异常反应的孩子们，他们最小的只有4岁，最大的15岁。12岁的刘某正在忍受着病痛的折磨，她也是最早发生不良反应而被送进医院的孩子之一。刘某的母亲说："17号上午10点多，打完针后2分钟孩子就开始出现了头晕、胸闷、喘不出来气、腿脚麻木、抽筋。"随着接种的进行，越来越多的孩子开始出现头晕、胸闷、心跳加速、手脚僵硬等反应。水刘村小学的老师们开始意识到问题的严重，迅速将第一批症状明显的学生送进了泗县人民医院，而这时不少孩子的病情已经相当严重。据统计121名学生因为接种疫苗出现了异常反应而住进了泗县人民医院，其中20名孩子的症状比较严重，大多数孩子病情出现反复，而李某的反应越发严重。

6月23日，李某住进了重症病房，病情也开始恶化，胳膊抽筋，身体僵硬，皮肤也开始出现奇怪的斑点，全身都是出血点。在泗县人民医院的急救室里，医务人员对李某进行了最后的抢救，而所有的努力在6月23日下午2点钟宣告终止。在泗县市卫生局出具的赔偿协议书上，李某的死因：因接种甲肝疫苗观察期间，感染重症菌痢致呼吸衰竭，经抢救无效死亡。

经过省、市、县专家组的调查，安徽省卫生行政部门初步认定疫苗事件原因可能是接种甲肝疫苗后引发的部分患儿过敏反应和群体性心因性反应，患儿的死因可能和重症感染合并接种疫苗后的免疫反应有关。泗县大庄镇卫生防疫保健所从药品经销商处购买疫苗，未按规定索取相关资质证明；并未经县卫生、教育主管部门同意的情况下，擅自与学校联系入校开展群体性预防接种；接种医生没有依照卫生部的有关规定接受预防注射的培训。卫生部通报2005年6月安徽省泗县发生的甲肝疫苗事件是由于违规集体接种甲肝疫苗引起的群体性心因性反应事件。

三、案例启示

本案例反映出个别地方法律法规意识淡薄，有法不依；少数医疗卫生机构和人员违反有关规定，有章不循；个别教育管理工作者缺乏职业道德，背离了教育服务宗旨；少数新闻媒体，对于事件的报道是基于热点程度，而不是关注事实真相。事件的发生严重影响了预防接种工作的正常开展，产生了极其不良的社会影响。加强对接种工作人员的培训、考核以及职业道德、责任心的教育，规范二类疫苗的接种行为，是一项长期而艰巨的工作任务。

第三节　疫苗的种类与安全

一、疫苗种类和预防的疾病

预防接种是指根据疾病预防控制规划，利用疫苗，按照国家规定的免疫程序，由合格的接种技术人员，给适宜的接种对象进行接种，提高人群免疫水平，以达到预防和控制针对传染病发生和流行的目的。疫苗分为免疫规划疫苗和非免疫规划疫苗。

（一）免疫规划疫苗

是指居民应当按照政府规定接种的疫苗，包括国家免疫规划确定的疫苗，省、自治区、直辖市人民政府在执行国家免疫规划时增加的疫苗，以及县级以上人民政府或者其卫生健康主管部门组织的应急接种或者群体性预防接种所使用的疫苗。现行国家免疫规划疫苗包括儿童常规免疫疫苗和重点人群接种疫苗，国家免疫规划疫苗实行免费接种。按照《中华人民共和国传染病防治法》，国家对儿童实行预防接种证制度，国家免疫规划项目的预防接种实行免费。医疗机构、疾病预防控制机构与儿童的监护人应当相互配合，保证儿童及时接受预防接种。

1. 目前国家免疫规划常规疫苗共有12种，预防14种疾病。乙肝疫苗预防乙型病毒性肝炎，卡介苗预防儿童结核性脑膜炎，脊髓灰质炎灭活疫苗和脊髓灰质炎减毒活疫苗预防脊髓灰质炎病，即小儿麻痹症，百白破疫苗预防百日咳、白喉和破伤风三种疾病，白破疫苗预防白喉和破伤风两种疾病，麻风疫苗预防麻疹和风疹两种疾病，麻腮风疫苗预防麻疹、腮腺炎和风疹三种疾病，乙脑减毒活疫苗预防流行性乙型脑炎，A群、A群C群流脑疫苗分别预防A群和A群C群流行性脑脊髓膜炎，甲肝减毒活疫苗预防甲型病毒性肝炎。重点人群接种的疫苗包括在重点地区对重点人群预防接种的双价肾综合征出血热灭活疫苗，可以预防流行性出血热；发生炭疽和钩端螺旋体病疫情时，对重点人群应急接种的皮上划痕人用炭疽活疫苗和钩体疫苗，分别预防炭疽和钩端螺旋体病。

2. 不同的疫苗，有不同的免疫程序。免疫程序是根据抗体水平在人体内变化、疾病感染风险、临床试验和科学实践为依据而制定的，确定疫苗开始接种年龄和接种间隔，以达到最佳免疫效果。有些疫苗需要多次接种剂次，如乙肝疫苗、百白破疫苗、脊髓灰质炎疫苗等至少需要完成3剂接种才能使体内产生足够的免疫力。随着时间的推移，体内原有通过接种疫苗获得的免疫力会逐渐下降。因此，有些疫苗还要进行加强免疫，通过再次接种刺激机体产生抗体，使抗体维持在足以抵抗病原体的水平。

3. 免疫程序起始免疫年（月）龄。免疫程序表所列各疫苗剂次的接种时间，即可以接种该剂次疫苗的最小接种年（月）龄。儿童年（月）龄达到相应疫苗的起始接种年（月）龄时，应尽早接种，建议在下述推荐的年龄之前完成国家免疫规划疫苗相应剂次的接种：

（1）乙肝疫苗第1剂：出生后24小时内完成。

（2）卡介苗：<3月龄完成。

（3）乙肝疫苗第3剂、脊灰疫苗第3剂、百白破疫苗第3剂、麻风疫苗、乙脑减毒活疫苗第1剂或乙脑灭活疫苗第2剂：<12月龄完成。

（4）A群流脑多糖疫苗第2剂：<18月龄完成。

（5）麻腮风疫苗、甲肝减毒活疫苗或甲肝灭活疫苗第1剂、百白破疫苗第4剂：<24月龄完成。

（6）乙脑减毒活疫苗第2剂或乙脑灭活疫苗第3剂、甲肝灭活疫苗第2剂：<3周岁完成。

（7）A群C群流脑多糖疫苗第1剂：<4周岁完成。

（8）脊灰疫苗第4剂：<5周岁完成。

（9）白破疫苗、A群C群流脑多糖疫苗第2剂、乙脑灭活疫苗第4剂：<7周岁完成。

如果儿童未按照上述推荐的年龄及时完成接种，应根据疫苗补种通用原则和每种疫苗的具体补种要求尽早进行补种。

4. 疫苗补种通用原则。未按照推荐年龄完成国家免疫规划规定剂次接种的14岁以下的儿童，应尽早进行补种，在补种时应掌握以下原则：

（1）对未曾接种某种国家免疫规划疫苗的儿童，根据儿童当时的年龄，按照该疫苗的免疫程序，以及对该种疫苗的具体补种原则中规定的疫苗种类、接种间隔和剂次进行补种。

（2）未完成国家免疫规划规定剂次的儿童，只需补种未完成的剂次，无须重新开始全程接种。

（3）应优先保证儿童及时完成国家免疫规划疫苗的全程接种，当遇到无法使用同一厂家疫苗完成全程接种情况时，可使用不同厂家的同品种疫苗完成后续接种（含补种）。疫苗使用说明书中有特别说明的情况除外。

5. 查验儿童预防接种证。为加强托幼机构和学校的传染病控制需要，要求教育行政部门开展入托、入学查验儿童预防接种证工作，并将查验接种证纳入儿童入托、入学报名程序和传染病防控管理内容，在报名须知中告知查验预防接种证的要求和国家免疫规划要求接种的疫苗种类，明确没有预防接种证或未按国家免疫规划接种疫苗的儿童，在入托、入学前应到居住地的接种单位进行补办或补种，补种遵循疫苗补种通用原则。

（二）非免疫规划疫苗

即自费疫苗，是公民在知情同意的情况下，自费并且自愿受种的其他疫苗，是国家免疫规划疫苗的补充。随着人们生活水平的提高及防病意识的增强，选择接种非免疫规划疫苗联合疫苗的人群逐渐增多，根据目前我国所使用的疫苗情况，有以下种类：

一种是含免疫规划疫苗相关成分的疫苗，比如脊髓灰质炎灭活疫苗（IPV）预防脊髓灰质炎，甲肝灭活疫苗预防甲型病毒性肝炎，甲、乙肝疫苗预防甲型和乙型病毒性肝炎，A群C群流脑结合疫苗预防A群C群流行性脑脊髓膜炎，ACYW135流脑疫苗预防A群C群Y群W135群流行性脑脊髓膜炎，乙脑灭活疫苗预防流行性乙型脑炎，百白破IPV和Hib五联疫苗预防脊髓灰质炎、百日咳、白喉、破伤风和B型嗜血流感杆菌引起的脑膜炎、肺炎、败血症等疾病，百白破Hib四联疫苗预防百日咳、白喉、破伤风和B型嗜血流感杆菌引起的脑膜炎、肺炎、败血症等疾病，AC流脑Hib三联疫苗预防A群C群流行性脑脊髓膜炎和B型嗜血流感杆菌引起的脑膜炎、肺炎、败血症等疾病。

另一种是不含免疫规划疫苗相关成分的疫苗，比如狂犬病疫苗预防狂犬病，水痘疫苗预防水痘，流感疫苗预防流行性感冒、Hib疫苗预防B型嗜血流感杆菌引起的脑膜炎、肺炎、败血症、蜂窝组织炎、关节炎等疾病，13价肺炎多糖结合疫苗预防13种血清型肺炎链球菌引起的侵袭性疾病，23价肺炎多糖疫苗预防23种经常引起肺炎球菌感染的血清型肺炎，五价轮状病毒疫苗预防血清型G1、G2、G3、G4、G9导致的婴幼儿轮状病毒胃肠炎，轮状病毒疫苗预防A群轮状病毒引起的婴幼儿腹泻，EV71型疫苗预防EV71感染所致的手足口病，HPV疫苗（二价、四价、九价）预防人乳瘤病毒（HPV）相应型所致疾病。

非免疫规划疫苗需要根据疾病流行状况、个人自身体质以及经济情况，遵循自费自愿的原则。

二、疫苗的安全性

疫苗安全性主要包括三个方面，一是疫苗质量本身的安全性，二是储存和运输的安全性，三是接种的安全性。

（一）疫苗生产全过程的质量控制

疫苗属于特殊的生物制品，国家药品监管部门对企业的生产、制造都有明确的标准要求，疫苗在获得注册前必须经过严格的动物实验和三期的临床研究。疫苗的生产工艺复杂且易受多种因素影响，对生产过程中使用的各种材料和每一个工艺环节，必须实施全过程的严格质量控制。疫苗生产环节主要执行《药品生产监督管理办法》《药品生产质量管理规范》《生物制品批签发管理办法》等有关规定。疫苗生产企业必须在合格供应商处采购材料，必须使用验证合格的厂房设施设备，必须保证工作人员持续培训考核，必须遵循药监部门批准的工艺生产，必须做好各环节生产成品的检定放行并按要求存储。只有有效识别疫苗生产全过程中的各种风险，才能全面控制影响疫苗质量的各种因素，保证疫苗的安全性和有效性。生物制品批签发制度是要求每批制品出厂上市或者进口时进行强制性检验和审核，一是对制品进行检验，二是对生产和检定记录进行严格审查，符合规定的，才能发给批签发合格证。在国家疫苗管理体系中，批签发作为疫苗上市使用前最后一道关口，确保疫苗安全有效。在疫苗出厂上市后，还要监测目标人群常规使用状态下发生的各种情况，目的是发现不良反应并监控其有效性。

（二）流通各环节的严格监管

《疫苗储存和运输管理规范》明确疫苗在储存和运输全过程中应当始终处于规定的温度环境，不得脱离冷链，并监测记录温度。为进一步提高冷链设备装备水平和冷链温度监测质量，各级政府加大了疫苗储存和运输所需的冷链建设工作力度，为各级疾控机构配置了冷库、冰箱、冷藏车等冷链设备，为基层接种单位配备了冰箱、冷藏箱和冷藏包，安装了温度记录装置和超温报警系统，设置了冷链温度追溯管理程序，疫苗全程在冷链监控条件下。药品监管部门对流通的各环节进行监管，各级疾控机构加强冷链的使用管理，确保疫苗在规定的温度条件下储存和运输，并有完整的疫苗储存和运输记录。对疫苗储存和运输过程中发现的温度异常及时采取处理措施，加强规范报废疫苗的管理。目前我国已经建立了相对完善的冷链系统，覆盖全国各级疾控机构和基层接种单位。

规范疫苗流通渠道，免疫规划疫苗的使用由省、市、区疾控中心根据接种单位的需求计划逐级进行冷链配送。非免疫规划疫苗的选用和采购，严格按照要求，由县（区）疾控机构在省第二类疫苗交易采购平台上集中统一采购，杜绝平台外采购。疫苗收货时索取批签发合格证，进口疫苗索取通关单复印件，同时核实疫苗运输的时间、运输过程中的温度记录，核对疫苗的批号、数量等信息，确认无误后签字验收，疫苗的采购、入库、出库等程序均有严格的操作流程，保证了疫苗出入库记录真实完整、各类信息一致，确保疫苗储存和运输各环节的安全。

（三）规范接种实施管理

1. 预防接种单位的资质应由当地卫生健康行政部门进行认定。接种单位应该具备符合疫苗储存、运输管理规范的冷藏设施、设备，建立冷链管理制度；医疗卫生机构的接种人员应具备专业的知识和操作技术，必须经过培训考试，持证上岗，并通过严格的审查；受种者身体符合接种条件，只有在健康状态下，接种疫苗才能产生有效的免疫应答并产生较高的抗体水平，起到预防疾病的作用。

2. 疫苗本身存在着各种安全风险，即便是受种者身体健康，预防接种也可能发生一般反应和异常反应。一般反应是指由疫苗本身所固有的特性引起的，对机体只会造成一过性生理功能障碍的反应，主要有发热和局部红肿，同时可能伴有全身不适、倦怠、食欲不振、乏力等综合症状，要多注意休息，劳逸结合。异常反应是指合格的疫苗在实施规范接种过程中或者实施规范接种后造成受种者机体组织器官、功能损害，相关各方均无过错的药品不良反应。我国从2005年建立了疑似预防接种异常反应监测系统，主要在疾病预防控制系统和药品不良反应监测系统内开展监测工作，通过监测系统对报告的疑似预防接种异常反应信息进行实时监控。近年来数据分析结果显示，我国预防接种异常反应发生率与世界卫生组织公布的数据基本一致，不同品种疫苗的异常反应发生率不一样。世界卫生组织研究显示，卡介苗引起的淋巴结炎、骨髓炎、播散症发生率分别为100～1000/100万剂次、0.01～300/100万剂次、0.19～1.56/100万剂次；乙肝疫苗引起的过敏性休克为1～2/100万剂次；麻疹/麻风/麻腮风疫苗引起的热性惊厥、血小板减少、过敏反应（非休克性）、过敏性休克、脑病分别为330/100万剂次、30/100万剂次、10/100万剂次、1/100万剂次、＜1/100万剂次；破伤风疫苗引起的臂丛神经炎、过敏性休克分别为5～10/100万剂次、0.4～10/100万剂次；全细胞百白破疫苗引起的癫痫、过敏性休克、脑病分别为80～570/100万剂次、20/100万剂次、0～1/100万剂次。由此可见，预防接种异常反应发生率是极低的。目前我国疑似预防接种异常反应监测系统通过了世界卫生组织的评估，达到了世界卫生组织的标准要求。

3. 每种疫苗均有接种禁忌证，疫苗说明书中明确规定，何种情况不应接种疫苗，或者应该推迟接种。所以，预防接种人员在接种疫苗时，应根据受种者的健康状态进行判定。目前，除接种狂犬疫苗外，接种其他任何疫苗都有禁忌证，通常的禁忌证有正患有严重器官疾病，尤其是处于活动期的疾病；急性感染性疾病正在发热；对疫苗成分过敏等，免疫缺陷儿童不能接种活疫苗。在有明确禁忌证的情况下，不能接种疫苗，等待疾病痊愈后再进行接种。

在接种疫苗之前，家长需特别注意儿童有无急性疾病、过敏体质、免疫功能不全、神经系统疾患等情形，需要如实将受种者的健康状况提供给接种人员，如发现接种后出现异常情况，应及时咨询接种人员，必要时就医，以便得到正确处理。接种后要避免剧烈活动，多注意休息，最大限度减少反应的发生。

4. 不属于预防接种异常反应的情况有：一是因疫苗本身特性引起的接种后一般反应；二是因疫苗质量不合格给受种者造成的损害；三是因接种单位违反预防接种工作规范、免疫程序、疫苗使用指导原则、接种方案给受种者造成的损害；四是受种者在接种时正处于某种疾病的潜伏期，接种后偶合发病；五是受种者有疫苗说明书规定的接种禁忌，在接种前受种者或者其监护人未如实提供受种者的健康状况和接种禁忌等情况，接种后受种者原有疾病急性复发或者病情加重；六是因心理因素发生的个体或者群体的心因性反应。

在这六种情形中偶合症是最多出现的，也是最容易引起误解和争议的。偶合症是指受种者正处于某种疾病的潜伏期，或者存在尚未发现的基础疾病，接种后巧合发病，因此偶合症的发生与疫苗本身无关。疫苗接种率越高、品种越多，接种剂次越多，发生偶合的概率越大。以儿童偶合发病为例：调查结果显示，我国0~4岁儿童两周患病率为17.4%，因此儿童接种疫苗后，即使接种是安全的，没有发生任何反应，在未来两周内，每100名接种疫苗的儿童中仍会有约17名儿童发生其他疾病，尽管所患疾病与疫苗接种无关，但由于时间上与接种有关联性，极易被误解为预防接种异常反应。

5. 安全注射是指对接受注射者无害、实施注射操作的医务人员不暴露于可避免的任何风险、以及注射后的医疗废物不对环境和他人造成危害。预防接种不安全注射可传播血源性疾病、导致化脓性或细菌性感染等严重后果。

（1）安全注射主要内容包括：预防接种要使用合格的注射器；实施接种的人员要经过培训、持合格的资格证上岗；预防接种的操作要规范化；接种的环境要符合要求；接种后的器材及其废弃物品要安全回收、销毁。

（2）预防接种安全注射的措施和要求。选择合格的一次性注射器；严格按照《预防接种工作规范》实施规范接种；严格掌握各种疫苗的注射剂量和途径；接种后在预防接种证、卡和接种记录簿上正确记录信息，及时录入儿童预防接种信息化系统客户端中；接种对象在接种现场至少观察30分钟，无反应再行离开；预约下次接种疫苗的种类和时间。

疫苗接种安全是一个涉及方方面面的复杂性、综合性问题，要充分认识到疫苗监管的迫切性和重要性，从疫苗生产、运输、接种反应的监测以及疫苗赔偿制度等各个环节综合考虑，都要严防把控。建立预防接种管理长效机制，最大限度地保障儿童健康权益。

第四节　预防接种的发展与现状

接种疫苗能够预防、控制乃至消灭疫苗针对传染病。

一、疫苗种类的变迁

早在1950年我国就已经开展了疫苗接种工作，当时的疫苗种类包括牛痘疫苗、白喉类毒素、破伤风类毒素、卡介苗和百日咳菌苗等；1960年脊髓灰质炎疫苗问世，1965年麻疹疫苗开始使用，但疫苗接种尚未大规模实施。直至1978年，开始实施计划免疫，最早纳入计划免疫的疫苗为卡介苗、脊髓灰质炎疫苗、百白破疫苗、麻疹疫苗，也称之为"4苗防6病"。1992年将乙肝疫苗纳入计划免疫管理，2002年又将新生儿乙肝疫苗纳入国家免疫规划。2007年，全国实施扩大国家免疫规划，疫苗品种扩大至乙肝疫苗、卡介苗、脊髓灰质炎疫苗、百白破疫苗、白破疫苗、麻风疫苗、麻腮风疫苗、乙脑疫苗、A群流脑多糖疫苗、A群C群流脑多糖疫苗、甲肝疫苗，以及重点地区接种的流行性出血热疫苗、炭疽疫苗和钩体疫苗，达到了"14苗防15病"。2016年，国家实施脊髓灰质炎免疫策略转换，将脊髓灰质炎灭活疫苗（第1剂次）纳入国家免疫规划；2019年国家对免疫规划脊髓灰质炎疫苗和含麻疹成分疫苗免疫程序进行调整，自2019年12月起，在全国范围内实施2剂次脊髓灰质炎灭活疫苗和2剂次脊髓灰质炎减毒活疫苗的免疫程序；自2020年6月起，在全国范围内实施2剂次麻疹-腮腺炎-风疹联合减毒活疫苗的免疫程序。目前，各免疫规划疫苗报告接种率始终保持在较高水平，为适龄儿童建立起牢固的免疫屏障，在控制传染病方面取得了巨大成就。

二、免疫服务质量的提升

我国自1978年开始实施有计划的预防接种，脊髓灰质炎、卡介苗、百白破、麻疹疫苗的接种率不断上升，1988、1990、1995年先后实现了以省、县、乡为单位儿童疫苗接种率达到85%的目标。据估算，全国麻疹、百日咳、白喉、脊髓灰质炎、结核、破伤风等6种疾病的发病率和死亡率大幅度下降，降幅达95%以上。2013年以乡为单位国家免疫规划疫苗接种率实现90%的目标。

2005年国务院颁发了《疫苗流通和预防接种管理条例》，一类疫苗（免疫规划疫苗）继续实行省、市、县（区）、接种单位逐级调拨的管理方式，二类疫苗（非免疫规划疫苗）流通渠道放开，基层单位可以从有资质的企业、经销公司直接采购疫苗，疫苗的管理打破了多年来的模式。同年卫生部印发了《预防接种工作规范》，提出了预防接种门诊建设的参考标准。预防接种从20世纪70、80年代的村接种到90年代的乡集中接种直至2000年的规范化接种门诊建设，服务环境得到极大的改善，接种实施条件进一步完善，服务质量大幅度提升。2016年国务院对《疫苗流通和预防接种条例》进行了修改，各省建立第二类疫苗招标采购平台，各县（区）从平台上采购二类疫苗，实现了二类疫苗采购企业招标、配送、价格等信息网络透明化、规范化。同年《疫苗储存和运输管理规范（2017年版）》正式发布，冷链管理从温度计、自动温度记录仪发展到目前的网络监控报警系统，逐步提高冷链设备装备水平和冷链温度监测管理水平。2019年12月1日，《中华人民共和国疫苗管理法》开始施行，使我国的疫苗管理进入法制化时代。

三、接种管理的信息化建设

《预防接种工作规范》规定接种单位应为适龄儿童建立预防接种证、卡（簿），作为儿童预防接种的凭证。以往儿童接种疫苗预约、登记、记录等信息需要手工填写，各级报表的接种数据、应种人数、实种人数、未种人数等的查询统计、分析汇总使用手工操作，极大地增加了接种医生的工作负担，而且随着经济的发展，人口流动性的加大，使接种管理难度越来越大。

儿童预防接种信息管理系统客户端软件是根据免疫规划工作的要求，结合基层接种门诊的工作需求和卫生健康部门的管理要求，研制开发的适合全国各级疾病预防控制部门及接种门诊使用的信息管理系统，实现儿童预防接种个案信息的收集、预约、登记、录入和网络报告管理全程电子化，逐步取代了预防接种卡

（簿）、表册。儿童信息管理系统的应用具有三大特点：一是报表简单化，数据上传下载更加方便、准确、快捷；二是信息资源共享化，方便各基层接种门诊查询信息，异地刷卡完成流动儿童的跟踪；三是管理灵活化，根据管理发展需要，信息系统可灵活设置统计报表中疫苗的种类、接种针次数，避免因业务发生变化修改程序、更新程序带来的不便。预防接种管理系统模式的建立，能够实时获取可靠的、准确的儿童免疫接种信息，解决了烦琐的现场工作，使免疫接种步入规范化、科学化管理轨道。

四、疫苗针对传染病的防控效果

新中国成立后，面对传染病疫情肆虐的现状，1950年发布秋季种痘运动的指示，我国首先通过突击接种牛痘疫苗，于20世纪60年代消灭了天花。

通过接种脊髓灰质炎疫苗，1995年以后我国阻断了本土脊髓灰质炎病毒的传播，使成千上万儿童避免了肢体残疾，从2000年至今我国一直维持无脊髓灰质炎野毒病例状态；在实施乙肝疫苗接种前，我国属于乙肝高流行区，全国有6.9亿人曾感染过乙肝病毒，其中约1.2亿人携带乙肝病毒表面抗原，每年因乙肝病毒感染引起的肝硬化、原发性肝癌等相关疾病而死亡的人数约有27万人。我国逐步实施以乙肝疫苗预防接种为主的乙肝防控策略。调查数据估算，自1992年以来，通过接种乙肝疫苗，全国约9000万人免受乙肝病毒的感染，减少了近2400万乙肝病毒表面抗原携带者。2012年5月，我国正式通过了世界卫生组织西太区的认证，实现了将5岁以下儿童慢性乙肝病毒性肝炎感染率降至2%以下的目标，为发展中国家疾病预防控制树立了典范。

通过免疫规划，我国实现了无脊髓灰质炎目标、无白喉病例报告，其他疫苗针对传染病发病接近发达国家水平，1岁和5岁以下儿童的发病率和死亡率大幅度降低，人均期望寿命大幅度提高，节约了巨大的医疗成本，减轻了家庭和社会的经济负担。

（韩 悦 刘懿卿）

第八章　学生饮水安全

水在人类生存和社会发展中不可或缺。安全饮用水对健康至关重要，对改善儿童少年的健康状况尤为重要，它是一项基本人权。

第一节　概　述

一、水的生理作用

水是生命之源，人体内的一切生理和生化活动都需要在水的参与下完成。水在细胞内构成介质，人体内所有的生化反应都依赖于水的存在；水将营养成分运输到身体组织，将代谢产物转移到血液进行再分配，将代谢废物通过尿液排出体外；水是体温调节系统的主要组成部分，体内能量代谢产生的热，通过体液传到皮肤，再经蒸发或出汗来调节体温，保持体温的恒定；水能润滑身体组织和关节。

二、科学饮水

（一）适量饮水

水在体内维持一个动态平衡，即摄入的水量和排出的水量相等。成人每日的生理需水量为2500~3000毫升，其中通过饮水摄入的水量约占1/2。《中国居民膳食指南（2016）》推荐，成人每天应喝7~8杯水（1500~1700毫升）。在高温环境、劳动或运动、大量出汗等条件下，应根据需要及时补充足量的饮水。要主动饮水，不要等口渴了再喝水。

口渴和少尿是日常大家判断自己缺水与否最简单的方法。出现口渴是身体明显缺水的信号。此外，根据尿颜色也可自我判断缺水程度，正常尿的颜色是略带黄色透明或无色，随着机体失水量的增加，出现尿少的同时，尿颜色将逐渐加深。

饮水不足或丢失水过多，均可引起体内失水。当失水量达到体重的2%时，会感到口渴，出现尿少；失水量达到体重的10%时，会出现烦躁、全身无力、体温升高、血压下降、皮肤失去弹性；失水量达到体重的20%时，会引起死亡。水摄入量超过肾脏排出能力时，可引起体内水过多或水中毒。

（二）饮用水选择

人体补充水分的最好方式是饮用白开水。白开水价廉易得，安全卫生。

茶水对于成年人也是一个较好的选择，成人可饮用茶水替代一部分白开水。茶水是指用白开水冲泡茶叶所生成的水，除了茶叶中的天然成分，不含其他成分。经常适量饮茶，不但补充水分，而且对人体健康有益。

不喝或少喝饮料。过多摄入含糖饮料会增加龋齿、肥胖和糖尿病的风险。

（三）饮水方式

饮水方式应是少量多次，每次1杯（200毫升）左右。饮水时间可早、晚各1杯，其他在日常时间里均匀分布；不鼓励一次大量饮水，尤其是在进餐前，否则会冲淡胃液，影响食物的消化吸收。

三、饮用水安全

（一）饮用水对健康的影响

据世界卫生组织的调查，人类80%的疾病与水有关，水质不良可引起多种疾病。

饮用水受到病原体污染可引起介水传染病的流行，特别是肠道传染病的暴发流行。

饮用水受到化学性污染对人体健康的危害较为严重，主要引起慢性中毒和远期危害，如致突变、致癌、致畸等。造成饮用水化学性污染的物质很多，常见的有氰化物、铬、砷、汞、镉、硝酸盐等。

此外，饮水消毒剂，尤其是化学消毒剂不仅具有强效杀菌作用，而且能与水中的其他成分发生反应，形成新的对人体健康有长期潜在危害的消毒副产物。湖泊水体富营养化使藻类滋生，藻类产生的藻毒素具肝脏毒性。某些地区由于天然水环境中某些元素含量过高或过低引起生物地球化学性疾病，如地方性氟病、地方性砷中毒和碘缺乏病等。

（二）安全饮用水

安全的饮用水对健康至关重要，至少应满足水质合格、水量适当、容易获得等基本要求。

安全饮用水指的是一个人终身饮用也不会对健康产生明显危害的饮用水，在生命不同阶段人体敏感程度发生变化时也是如此。终身饮用是以人均寿命70岁为基数，按每天每人2升水的摄入量而计算。安全的饮用水是一切日常家庭生活所必需的，包括饮用、制作食物和个人卫生等。

看上去清洁的水不一定安全。公众判断水质好坏最简单的方法就是对水质的直观感觉，例如用肉眼看水中是否含有悬浮物，是否有沉淀物质，进而观察水的浊度和色度。用鼻子闻一下，好的水是无色无味的。然而无色无味仅仅是水安全性的初步判断标准。但是当饮用水的感官性状突然发生重大改变时，如出现异臭异味时，则往往预示着水质受到了污染，应引起重视。

饮用水是否卫生安全，须经专业检测确定。我国《生活饮用水卫生标准》（GB 5749—2006）要求，水中不得含有病原微生物；所含化学物质和放射性物质不得危害人体健康；水的感官性状良好。规定了106个水质检测指标标准项目，其中，微生物学指标6项、饮用水消毒剂指标4项、毒理学指标75项、感官性状和一般理化指标21项。

第二节　案例分析

由水井污染导致学生集体饮水中毒案例。

一、案例概述

沈阳某专科学院共有学生4922人，在职员工260人；学院共有食堂2个，每个食堂各有10余个独立的档口；供水系统为一个自备水源，一个600立方米的玻璃钢蓄水池，装备有二氧化氯消毒设施，经加压后供应全校的饮用和生活用水。

2011年9月19日至23日期间，该学院陆续有89名学生发病，主要表现为恶心、呕吐、腹痛、腹泻，腹泻物为稀水样便。经调查发现，所有发病的89名学生没有明显的共同进餐史，即没有固定的进餐食堂或档口；学校每个年级、每个宿舍楼都有发病学生，他们都有共同饮用水史，就是学校为每个寝室都提供的学校自制桶装饮用水，发病的89名学生全部都自述饮用过寝室的桶装水。

经过流行病学、卫生学调查，结合实验室检测结果证明，这是一起学校生活饮用水水源污染后，未及时进行消毒，学校又用该水源自制桶装饮用水并提供给在校师生饮用，造成集体肠炎暴发事件。

二、案例处置

现场调查发现，该学院自备水井位于学院的围墙外，距离自备水井7～8米处是一条污水沟；学院的自备水井在地下约2米处，自备水井口墙壁有明显的渗水区正有水在渗漏，自备水井口周围墙壁有30～40厘米高的水痕，高度明显超过了自备井口。在水泵房的3个供水管线坑道内发现大量污水，管道阀门完全浸泡在水中；同时在该学院的31个供水管线坑道内全部浸满污水。

9月18日15：00—16：00该学院曾经停电、停水，再次供水后没有及时进行水质消毒，直到9月19日14：00左右才进行消毒。

该学院为学生提供的桶装饮用水为学院自制，没有任何许可，制作过程极其简单，只是用学院的自备水经过一个简单的过滤设施，再用臭氧进行一次简易消毒，然后灌装使用。在9月18日16：00—19日14：00期间，共加工桶装水约130余桶，已全部提供给学生饮用。

经实验室检验5份学生寝室、校医务室、校舍务室的桶装饮用水样品微生物卫生指标中全部超出《瓶（桶）装饮用水卫生标准》（GB 19298—2003），其中超标最多的细菌总数超过了国家标准27.6倍。

学校立即停止供水、停止对学生提供自制桶装饮用水，同时对在校学生进行预防性投药。对自备井水源水质进行消毒，对水泵房的蓄水池进行清洗、消毒，对供水管网进行冲洗。对自备井及供水管线进行标准化整改、修补，防止饮用水管线渗漏。将自备井井口加高，达到标准，对自备井、水源地进行全面封闭，防止污水进入、倒灌，再次污染水源。将供水管线坑道内的污水排出干净，确保排水畅通。

自9月24日下午学校停止对在校师生提供学校自制桶装饮用水后，再无病例出现。

三、案例启示

学校应当认真贯彻落实《学校卫生工作条例》，为学生提供充足的符合卫生标准的饮用水。一是要有完善的供水设备和消毒设施；二是要做好供水系统和自备水水源的防护，定期清洗和消毒；三是要定期进行生活饮用水水质监测；四是为学生提供的桶装水必须有有效的食品卫生许可证、工商营业执照、产品质量监督检验报告等相关证照，饮水机必须由专人定期消毒清洗。

学校必须加强对学校饮用水卫生的管理工作，要高度重视饮用水卫生安全工作，尤其是使用自备水的学校，必须建立健全生活饮用水卫生安全管理组织，落实专人负责，建立完善的卫生管理制度及突发生活饮用水事故的应急预案。加强对生活饮用水卫生管理人员的饮水卫生知识培训工作，使饮水管理人员能够按照要求认真地完成对生活饮用水水质消毒工作，保障在校学生饮用水卫生安全。

卫生健康部门和教育部门应加强联系，开展定期的学校饮水卫生督导和检查工作，对自备水源、供水设备、水质消毒、排水设施等进行专项检查，发现隐患及时排除，确保学校生活饮用水卫生安全。

第三节　介水传染病的种类与危害

一、介水传染病概述

介水传染病，又称水性传染病，是指通过饮用或接触受病原体污染的水，或食用被这种水污染的食物而传播的疾病。

（一）介水传染病的病原体

介水传染病的病原体主要来自粪便、生活污水，医院以及畜牧屠宰、皮革和食品工业等废水。主要有三种：

1. 细菌，如伤寒与副伤寒杆菌、霍乱与副霍乱弧菌、痢疾杆菌、致病性大肠杆菌等。

2. 病毒，如甲型肝炎病毒、脊髓灰质炎病毒、柯萨奇病毒、轮状病毒、腺病毒等。

3. 原虫，如贾第氏虫、溶组织阿米巴原虫、隐孢子虫等。

（二）介水传染病的特点

1. 水源一次严重污染后，可呈暴发流行，短期内突然出现大量病人，且多数患者发病时间集中。若水源经常受到污染，可呈散发流行，发病者可终年不断。

2. 患者分布与供水范围一致。大多数患者都有饮用或接触同一水源的历史。

3. 一旦对污染源采取治理措施，并加强饮用水的净化和消毒后，疾病的流行能迅速得到控制。

（三）介水传染病的危害

介水传染病危害较大。因为饮用同一水源的人较多，发病人数往往很多，且病原体在水中有较强的生存能力，一般都能存活数日甚至数月，有的还能繁殖生长，一些肠道病毒和原虫包囊等不易被常规消毒所杀灭。

目前，介水传染病还没有得到完全控制，仍然是严重影响人群健康的一类疾病。根据世界卫生组织的调查报告，在发展中国家，每年因介水传染病而死亡的人数达500万人。

二、霍乱

霍乱是由霍乱弧菌引起的烈性传染病，发病急，传播快，是亚洲、非洲、拉丁美洲等地区腹泻的重要原因，属于三种国际检疫传染病之一。霍乱也是《中华人民共和国传染病防治法》规定的甲类传染病。

（一）流行病学特征

1. 传染源。患者和带菌者是霍乱的主要传染源。

2. 传播途径。患者及带菌者的粪便或排泄物污染水源或食物后可引起霍乱暴发流行。霍乱弧菌还能通过污染鱼、虾等水产品引起传播。日常生活接触和苍蝇也可起到传播作用。（图8-1）

3. 人群易感性。人群对霍乱弧菌普遍易感，隐性感染较多。患病后可获得一定免疫力，但也有再感染的可能。

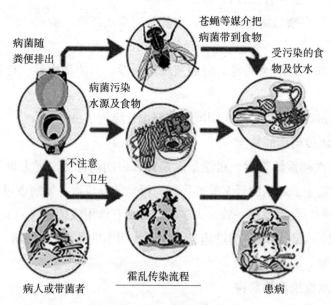

图8-1　霍乱传播途径

4. 流行特点。夏秋季为霍乱流行季节，以7—10月为多。流行地区主要是在广东、广西、浙江、江苏、上海等沿海一带。

（二）主要表现

霍乱的潜伏期数小时至5天，通常1～3天。典型的表现为：发病急，剧烈的腹泻、呕吐，以及由此引起的脱水、肌肉痉挛，严重者导致循环衰竭和急性肾衰竭。

腹泻是发病的第一个症状，其特点是无发热，无里急后重感，多数不伴腹痛，排便后自觉轻快感。起初粪便含粪质，后为黄色水样便或"米泔水"样便，有肠道出血者排出洗肉水样便，无粪臭。粪便量多次频，每天可达数十次，甚至排便失禁。

呕吐一般发生在腹泻后，多为喷射状，少有恶心。呕吐物初期为胃内食物，后为水样，严重者可呕吐"米泔水"样液体。轻者可无呕吐。

（三）预防措施

1. 控制传染源。患者要进行严格隔离治疗，患者排泄物要彻底消毒。患者症状消失后，隔天粪便培养一次，连续两次粪便培养阴性方可解除隔离。对接触者应严密检疫5天，留粪便培养并服药预防。

2. 切断传播途径。对可能被病人排泄物污染的厕所、餐具、地面、门拉手、衣物等要进行消毒。霍乱弧菌对一般的消毒剂，如漂白粉、漂白精、过氧乙酸、戊二醛等均较敏感。加强饮水消毒和食品管理，建立良好的卫生设施。对患者和带菌者的排泄物进行彻底消毒。此外，应消灭苍蝇等传播媒介。

3. 提高人群免疫力。目前，霍乱疫苗主要是用于保护地方性流行区的高危人群。

三、伤寒与副伤寒

伤寒是由伤寒沙门菌引起的一种肠道传染病。伤寒是《中华人民共和国传染病防治法》规定的乙类传染病。副伤寒是甲、乙、丙型副伤寒沙门菌引起的一组细菌性传染病。副伤寒的临床疾病过程和处理措施与伤寒大致相同。

（一）流行病学特征

1. 传染源。患者和带菌者是伤寒的唯一传染源。典型伤寒患者在病程2～4周排菌量最大，传染性最强。

2. 传播途径。伤寒沙门菌通过粪-口途径传播。水源被污染是最重要的传播途径，可引起暴发流行；食物被污染是传播伤寒的主要途径，有时可引起暴发流行；日常生活密切接触、苍蝇和蟑螂可引起散发流行。（图8-2）

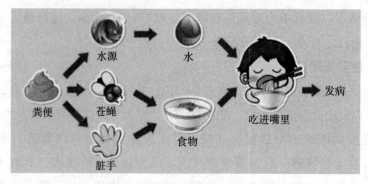

图8-2 伤寒与副伤寒传播途径

3. 人群易感性。未患过伤寒的个体均属易感。伤寒发病后可获得较稳固的免疫力，再次发病少见。伤寒和副伤寒之间没有交叉免疫。

4. 流行特征。伤寒可发生于任何季节，但以夏秋季多见。发病以学龄前儿童和青年多见。

（二）主要表现

伤寒的潜伏期长短与伤寒沙门菌的感染量以及机体的免疫状态有关，波动范围为3~60天，通常为7~14天。主要表现为持续发热、表情淡漠、相对缓脉、玫瑰疹、肝脾大等，有时可出现肠出血、肠穿孔等并发症。

典型伤寒主要表现为：

1. 初期。起病缓慢，最早发热，发热前可伴有畏寒，寒战少见；热度呈阶梯形上升。

2. 极期。持续发热，如果没有进行有效的抗菌治疗热程可持续两周以上。患者出现表情淡漠、呆滞、反应迟钝、耳鸣、重听或听力下降，严重者可出现谵妄、颈项强直甚至昏迷。成年人常见相对缓脉。一半以上患者在病程7~14天出现玫瑰疹，主要分布在胸、腹及肩背部，四肢罕见，一般在2~4天内变暗淡、消失，可分批出现。大多数患者有轻度的肝脾大。

3. 缓解期。体温逐步下降，神经、消化系统症状减轻。可能出现肠出血、肠穿孔等并发症。

4. 恢复期。体温正常，神经、消化系统症状消失，肝脾恢复正常。

（三）预防措施

1. 控制传染源。患者要进行严格隔离治疗，体温正常后的第15天才解除隔离。慢性携带者要调离饮食业，并予以治疗。接触者要进行医学观察15天。

2. 切断传播途径。做好水源、饮食、粪便管理，消灭苍蝇，避免饮用生水，避免进食未煮熟的食物，吃水果应洗净或削皮。

3. 保护易感人群。新型口服伤寒疫苗可以提供较好、较持久的保护作用，适用于儿童、到高危地区的旅游者、野外、水上作业及流动人口等。

四、脊髓灰质炎

脊髓灰质炎是由脊髓灰质炎病毒所致的急性消化道传染病。感染后部分患者可发生弛缓性神经麻痹并留下瘫痪后遗症，一般多感染5岁以下小儿，俗称"小儿麻痹症"。本病无法治愈，目前尚无特效抗病毒治疗方法。脊髓灰质炎是《中华人民共和国传染病防治法》规定的乙类传染病。

（一）流行病学特征

1. 传染源。人是脊髓灰质炎病毒的唯一自然宿主，隐性感染和轻症瘫痪型患者是主要传染源，其中隐性感染者即无症状病毒携带者占90%以上，携带病毒一般为数周，此类人群难以被及时发现和隔离，在传播过程中具有重要作用。瘫痪型在传播上意义不大。

2. 传播途径。本病以粪-口途径为主要传播方式。通过污染的水、食物以及日常用品可使之播散。少数情况下也可通过空气飞沫传播。

3. 人群易感性。人群对本病普遍易感，感染后获持久性免疫力。

4. 流行现状。脊髓灰质炎遍及全球，但在普种疫苗地区发病率明显降低，也少有流行。我国自20世纪60年代开始服用减毒活疫苗以来，发病率迅速下降，2000年10月世界卫生组织西太平洋地区宣布成为无脊髓灰质炎区域，标志着我国已达到消灭脊髓灰质炎目标。全球消灭脊髓灰质炎的进度较缓，甚至出现反弹现象，国外特别是与我国接壤的部分国家仍有脊髓灰质炎流行，脊髓灰质炎野病毒输入我国并引起流行的危险依然存在。目前，全世界只有尼日利亚、印度、巴基斯坦和阿富汗等国是脊髓灰质炎高发国家。

（二）主要表现

脊髓灰质炎的潜伏期为5~35天，一般9~12天。可表现为无症状型、顿挫型、无瘫痪型和瘫痪型等多种类型。

1. 无症状型（隐性感染）。该型多见。不出现临床症状，无法通过临床表现诊断，但从咽部分泌物及粪便中可分离出病毒。

2. 顿挫型。表现为发热、咽部不适、咽部淋巴组织充血、水肿等上呼吸道症状；胃肠功能紊乱；恶心、呕吐、腹泻、腹部不适等；以及流感样症状。

3. 无瘫痪型。脑膜刺激征阳性。患者表现为头痛、背痛、呕吐和颈背部强直，克氏征、布氏征阳性。

4. 瘫痪型。前驱期主要表现为发热、乏力、多汗，可伴咽痛、咳嗽等呼吸道症状或食欲下降、恶心、呕吐、腹部不适。瘫痪前期可由前驱期直接进入，或在症状消失后1~6天出现体温再次上升，头痛、恶心、呕吐、烦躁或嗜睡，感觉过敏、肢体强直灼痛。瘫痪期通常于发病后3~10天出现肢体瘫痪，多于体温开始下降时出现，瘫痪前可有肌力减弱，伴腱反射减弱或消失，并逐渐加重。无感觉障碍，瘫痪伴发热和肌痛，多数患者体温下降后瘫痪不再发展。恢复期瘫痪常从远端肌群开始恢复，持续数周至数月。瘫痪1~2年后仍不恢复为后遗症。若不积极治疗，则长期瘫痪的肢体可发生肌肉萎缩，肢体畸形。

（三）预防措施

1. 管理传染源。患者自发病日起至少隔离40天。对于病毒携带者应按患者的要求隔离。密切接触者应医学观察20天。

2. 切断传播途径。急性期患者粪便用20%含氯石灰乳剂浸泡消毒1~2小时或用含氯消毒剂浸泡消毒后再排放；沾有粪便的尿布、衣裤应煮沸消毒，被服应日光暴晒。加强水、粪便和食品卫生管理。

3. 保护易感人群。口服脊髓灰质炎疫苗进行主动免疫是预防本病的主要而有效的措施。作为国家计划免疫疫苗之一，由政府免费提供。免疫程序：一般首次免疫从2月龄开始，2、3、4个月龄各服1次，4岁时再加强免疫1次。服用时应空腹，忌用热水送服，以免使疫苗中的病毒被灭活而失去作用。口服疫苗一般无不良反应，偶有轻度发热、腹泻。未服过疫苗的幼儿、孕妇、医务人员、免疫力低下者、扁桃体摘除等局部手术后或先天免疫缺陷的患者及儿童，若与患者密切接触，应及早肌肉注射丙种球蛋白，进行被动免疫。

五、钩端螺旋体病

钩端螺旋体病是由致病性钩端螺旋体（简称钩体）所引起的急性动物源性传染病。该病几乎遍及世界各地，我国除新疆、甘肃、宁夏、青海外，其他地区均有散发或流行。

1. 传染源。在我国有80多种动物被证实是钩体的宿主。鼠类和猪是主要的宿主和传染源。鼠类是我国南方钩端螺旋体病的主要传染源，感染钩体的鼠带菌时间长，甚至终生带菌，由尿排出钩体污染水、土壤及食物。猪是我国北方钩端螺旋体病的主要传染源，感染钩体的猪排菌时间长，排菌量大，与人接触密切，易引起洪水型或雨水型流行。人带菌时间短，排菌量小，人尿为酸性，不适宜钩体生存，所以一般人作为传染源意义不大。

2. 传播途径。直接接触病原体是主要途径，带钩体动物排尿污染周围环境，人与被污染的水接触是本病的主要的感染方式。皮肤，尤其是破损的皮肤和黏膜是钩体的主要入侵途径。吃了被鼠尿污染的食物和水，经口腔和食管黏膜而感染。（图8-3）

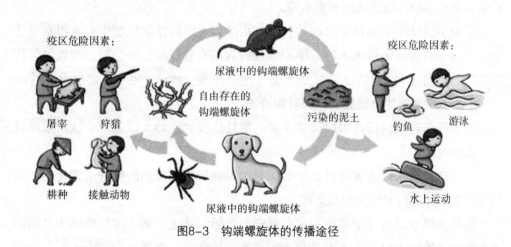

图8-3 钩端螺旋体的传播途径

3. 人群易感性。人对钩体普遍易感，感染后可获得较强的免疫力。

4. 主要表现。发病急，全身酸痛，腓肠肌疼痛与压痛，腹股沟淋巴结肿大；或并发有肺出血、黄疸、肾损伤、脑膜脑炎等。

5. 预防措施。灭鼠；管好猪，圈养积肥，不让畜尿直接流入附近的水沟、池塘、稻田，防止雨水冲刷。开沟排水，消除死水；兴修水利，防止洪水泛滥；牲畜饲养场所、屠宰场等搞好环境卫生和消毒。在常年流行地区接种多价钩体菌苗；对进入疫区短期工作的高危人群可预防性服药。

第四节　预防和控制

许多与水相关的疾病完全可以通过加强饮用水安全、改善环境卫生和个人卫生状态来预防。

一、加强饮水安全

（一）保护水源

保障生活饮用水安全，首先要保护好饮用水源。水源地应采取必要的污染防治措施、严禁修建任何危害水源水质卫生的设施及一切有碍水源水质卫生的行为。如，在地表水源保护区内，禁止向水域倾倒工业废渣、城市垃圾、粪便以及其他废物，禁止使用剧毒和高残留农药，不得滥用化肥等；在地下水水源保护区内，禁止利用渗坑、渗井、裂隙、溶洞等排放污水和其他有害废物，实行人工回灌地下水时不得污染当地地下水水源。

学校生活饮用水及自备水源的，应经市级以上疾病预防控制中心水源水质监测合格后，方可作为供水水源。中小学校的饮用水管线与室外公厕、垃圾站等污染源间的距离应大于50米。二次供水蓄水池要加盖、加锁，溢水口要加设网罩。

（二）定期对饮水设施进行保养和清理

学校教学建筑内应在每层设饮水处，每处应按40～45人设置一个饮水水嘴计算水嘴的数量。

学校应对供水设施要进行必要的保养，以确保供水设施的完好正常使用。定期对饮水设施进行卫生清理和消毒。

锅炉房供水设备每学期使用前必须进行排污、清洗。锅炉房提供师生饮用的开水须保证达到100℃。饮水机由供水方定期进行清洗、消毒，并做好记录。

（三）提供安全饮用水

生活饮用水包括供人生活的饮水和生活用水。生活饮用水是否卫生安全须经专业检测确定。受污染水源必须经净化或消毒处理后，才能用作生活饮用水。

二、改善环境卫生

（一）做好粪便管理

管理好人畜粪便。禁止随地大小便，露天粪坑要加盖，粪尿要经过石灰或漂白粉消毒后集中处理，家禽、家畜应圈养，不让其粪便污染环境及水源。在农村地区，使用卫生厕所，粪便要进行无害化处理；不施鲜肥。

（二）做好垃圾处理

做好垃圾分类，不乱扔乱放。患者的呕吐物和排泄物未经消毒，不得乱倒。

（三）消灭苍蝇

保持室内外环境卫生，消除控制苍蝇孳生地；采取各种措施消灭苍蝇、蟑螂、老鼠。

三、养成良好的卫生习惯

（一）勤洗手

洗手是预防传染病最简便有效的措施之一，日常工作、生活中，人的手不断接触到被病毒、细菌污染的物品，如果不能及时正确洗手，手上的病原体可以通过手和口、眼、鼻的黏膜接触进入人体。通过洗手可以简单有效地切断这一途径。

1. 正确洗手。正确洗手是指使用流动水和肥皂或洗手液洗手，每次洗手应揉搓至少20秒以上（详见第十二章）。不方便洗手时，可以使用含酒精成分的免洗洗手液进行手部清洁。

2. 及时洗手。外出归来；接触过泪液、鼻涕、痰液和唾液后；咳嗽打喷嚏用手遮挡后；护理患者后；准备食物前；用餐前；上厕所后；接触公共设施或物品后（如扶手、门柄、电梯按钮、钱币、快递等物品）；抱孩子、喂孩子食物前；处理婴儿粪便后；接触动物或处理动物粪便后。

（二）注意饮食卫生

1. 不喝生水。饮用开水可以有效防止经水传播肠道传染病的发生。自来水在水烧开后再沸腾1~2分钟，这样既可以有效杀灭水中的病原微生物，又能使水中氯气及一些可挥发性物质被蒸发掉。

2. 不吃生食。不吃生冷食品和未煮熟煮透的食物，特别是生冷的贝类海鲜类食品，生食品要烧熟煮透再吃，剩菜剩饭应重新彻底加热再吃。生吃蔬菜瓜果要洗净。

3. 生熟分开。生熟分开指的是在食物的贮存、加工、盛放等各个环节保持分开。具体的就是要做到：厨房里要有两把刀，两个案板，分别用于加工生、熟两类食物，两套加工用具不能混用。在购买、保存、清洗等环节，注意生熟食物不要混放。抹布不要混用，擦手、加工台和餐具都有专门的抹布，或者尽量不用抹布，用纸张擦干或自然风干。

4. 不要到卫生条件差的街头摊点就餐，尽量在外少吃凉拌菜和烧烤食物。

（三）不到被污染的河、塘水中取水、洗澡；不在河边洗涮肠道传染病患者的衣服、用具等

（田　丹　吴　明　刘懿卿）

第九章　食物中毒的防控

食物中毒为一种常见的突发公共卫生事件，严重危害人民群众的身心健康，影响人民群众的正常生活和工作，甚至危及社会稳定。食物中毒事件在全国范围内发生频率仅次于传染病事件，是重要的公共卫生问题之一。

第一节　概　述

学校师生集体就餐，人数众多，人群密集，一旦发生食物中毒事件，不仅影响广大师生的身体健康和生命安全，也对学校的教学秩序和社会安定造成一定影响。学生作为一个特殊群体，学校食物中毒应引起社会的高度重视和密切关注。

一、食物中毒概念

食物中毒指摄入含有生物性、化学性有毒有害物质的食品或把有毒有害物质当作食品摄入后所出现的非传染性的急性、亚急性疾病。食物中毒不包括因暴饮暴食而引起的急性胃肠炎、食源性肠道传染病（如伤寒）和寄生虫病（如旋毛虫），也不包括因一次大量或长期少量多次摄入某些有毒、有害物质而引起的以慢性损害为主要特征（如致癌、致畸、致突变）的疾病。一般按发病原因，将食物中毒分为细菌性食物中毒、真菌及其毒素食物中毒、有毒动植物食物中毒和化学性食物中毒。

二、食物中毒的流行病学特点

（一）发病的季节性特点

食物中毒发生的季节性特点与食物中毒的种类有关，如细菌性食物中毒主要发生在6—10月，化学性食物中毒全年均可发生。

（二）发病的地区性特点

绝大多数食物中毒的发生有明显的地区性，如我国沿海地区多发生副溶血性弧菌食物中毒，肉毒中毒主要发生在新疆等地区，霉变甘蔗中毒多见于北方地区等。但由于近年来食品的快速配送，食物中毒发病的地区性特点越来越不明显。

（三）食物中毒原因的分布特点

在我国引起食物中毒的原因分布，不同年份略有不同，根据近年来国家卫生行政部门关于全国食物中毒事件情况的通报资料，2011—2015年，微生物引起的食物中毒事件占36.5%，有毒动植物食物中毒占37.3%，化学性食物中毒占12.7%，其他占13.5%。中毒人数最多的为微生物引起的食物中毒，占59.0%。

三、学校食物中毒

（一）学校食物中毒事故分类

根据《学校食物中毒事故行政责任追究暂行规定》，学校食物中毒事故是指由学校主办或管理的校内供餐单位以及学校负责组织提供的集体用餐导致的学校师生食物中毒事故。按照严重程度划分3个级别：重大学校食物中毒事故，指一次中毒100人以上并出现死亡病例，或出现10例及以上死亡病例的食物中毒事故；较大学校食物中毒事故，指一次中毒100人及以上，或出现死亡病例的食物中毒事故；一般学校食物中毒事故，指一次中毒99人及以下，未出现死亡病例的食物中毒事故。

（二）学校食物中毒的流行特征

依据突发公共卫生事件管理信息系统，2004—2011年全国共报告学校食物中毒事故940起，累计报告中毒31945人，死亡40人，分别占全国食物中毒报告起数、中毒人数、死亡人数的24.6%、28.3%、2.4%。学校食物中毒事故各季节均有发生，以秋季最高，夏季次之，冬季最少。发病高峰在9月，其次为6月。地区分布中，发生起数南方多于北方，尤以华东、华南地区最为高发。食物污染或变质是学校食物中毒事故最为常见的原因，微生物是学校食物中毒最主要的致病因子，占56.2%；化学物是引起学校食物中毒死亡的主要因素，占比高达77.1%。从学校类型看，中学无论食物中毒的起数还是中毒人数均居首位，其次是小学，而死亡病例主要集中在小学尤其是农村小学。

第二节 案例分析

内蒙古自治区某市一中学发生217名学生集体食物中毒事件。

一、案例概述

2006年9月29日上午9时40分，内蒙古自治区某市一中学的一些学生相继出现头晕、头痛、发烧、呕吐、腹泻等症状，截至当日下午6时，共有82名学生（男生61名，女生21名）先后入住该市医院接受治疗。事件发生后，该市的市委、市政府立即启动公共卫生应急预案，将感觉不适的学生全部接到医院接受观察治疗，至10月1日上午10时，共有217名学生在医院进行观察治疗。10月2日有107名学生治愈出院，留院观察治疗的学生病情稳定，无生命危险。

二、案例处置

据了解，该市一中学217名学生出现头晕、头痛、发烧、呕吐、腹泻等症状，都是9月28日在校内学生食堂食用晚餐后出现的。经市政府组织有关医疗卫生部门专家的调查、研判，初步认定为由痢疾志贺菌引起的学校食物中毒事件。

经调查取证，确认该中学学生食堂将已变质的剩菜掺和到了新炒的菜里出售给学生。该市食品卫生监督部门和公安机关认为，学校在食品卫生管理上严重违反《中华人民共和国食品卫生法》。9月30日，该市公安局依法对该中学的7名食堂管理人员采取了刑事拘留措施。该市人民政府也对中学校长等工作人员作出了停职检查、等待处理的决定。

三、案例启示

导致此次食物中毒事故发生的主要原因是，学校食堂从业人员违反《食品卫生法》、缺乏基本食品卫生知识、安全意识不高、责任心不强、食品加工操作过程不规范等；同时也存在食堂管理制度落实不到位，学校监督管理不够细、不够严。

学校和各行政管理部门要加强学校食堂从业人员的培训，提高职业道德、食品卫生和安全意识水平；学校应设食堂食品卫生管理部门，建立有关规章制度，配备专职人员进行日常监管，严格执行学校食堂相关管理制度和标准，落实各项食品安全操作规定，发现问题及时整改；食品安全监督管理部门应加大监督检查频率和处罚力度，保障学生健康。

第三节　常见食物中毒

一般按发病原因，将食物中毒分为细菌性食物中毒、真菌及其毒素食物中毒、有毒动植物食物中毒和化学性食物中毒。

一、细菌性食物中毒

细菌性食物中毒是指因摄入被致病菌或其毒素污染的食品后所发生的急性或亚急性疾病，是最常见的食物中毒，也是学校食物中毒人数最多的类型。

细菌性食物中毒包括沙门菌食物中毒、副溶血性弧菌食物中毒、金黄色葡萄球菌食物中毒、大肠埃希菌食物中毒、变形杆菌食物中毒、肉毒梭菌食物中毒、志贺菌食物中毒、李斯特菌食物中毒等，常见细菌性食物中毒的流行病学特征和临床表现见表9-1。

（一）沙门菌食物中毒

沙门菌属是肠杆菌科的一个重要菌属，为革兰阴性杆菌，需氧或兼性厌氧，大部分沙门菌的宿主特异性极弱，既可感染动物也可感染人类，极易引起人类的食物中毒。沙门菌属不耐热，55℃1小时、60℃15～30分钟或100℃数分钟即被杀死。

1. 流行病学特点

流行特点：虽然全年皆可发生，但季节性较强，多见于夏、秋两季，5—10月的发病起数和中毒人数可达全年发病起数和中毒人数的80%。发病点多面广，暴发与散发并存。青壮年多发，且以农民、工人为主。

中毒食品种类：引起沙门菌食物中毒的食品主要为动物性食品，特别是畜肉类及其制品，其次为禽肉、蛋类、乳类及其制品，由植物性食品引起者很少。（图9-1）

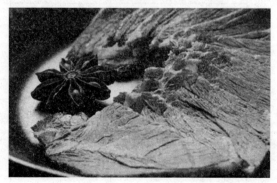

图9-1　引起沙门菌食物中毒的肉制品

表9-1　常见细菌性食物中毒简介

序号	细菌性食物中毒名称	中毒季节	中毒地区	易感人群	中毒食品	中毒潜伏期	中毒临床表现
1	沙门菌食物中毒	全年皆可发生，多见于夏、秋两季	无明显地区性	青壮年多发	畜肉、禽肉、蛋类	一般4~48小时，长者可达72小时	呕吐、腹泻、腹痛、体温38~40℃
2	副溶血性弧菌食物中毒	7~9月	我国沿海地区高发	青壮年多发	海产食品：鱼、虾、蟹、贝、海蜇等	一般2~40小时，多为14~20小时	上腹部疼痛或胃痉挛，发病5~6小时后，腹痛、脐部阵发性绞痛，粪便多为水样、血水样，或含胆汁，或含血及黏液
3	金黄色葡萄球菌食物中毒	全年皆可发生，但多见于夏、秋季	无明显地区性	任何人群	乳制品、肉类、剩饭等	发病急，潜伏期短，一般为2~5小时，极少超过6小时	恶心、呕吐、中上腹部疼痛、腹泻，以呕吐最为显著，呕吐物常含胆汁，或含血及黏液
4	大肠埃希菌食物中毒	多发生在夏、秋季	无明显地区性	任何人群	畜肉、禽肉、蛋类	急性胃肠炎型10~15小时；急性菌痢型48~72小时；出血性肠炎型3~4天	急性胃肠炎型、急性菌痢型、出血性肠炎型
5	变形杆菌食物中毒	全年均可发生，多数发生在5~10月	无明显地区性	任何人群	动物性食品，特别是熟肉以及内脏的熟制品	一般12~16小时，短者1~3小时，长者60小时	恶心、呕吐、发冷、头晕、头痛、乏力、脐周阵发性剧烈绞痛。腹泻物为水样便，常伴有黏液、恶臭，一日数次
6	肉毒梭菌食物中毒	一年四季均可发生，主要发生在4~5月	山区和草原	任何人群	自制植物性发酵品：臭豆腐、豆酱、面酱等，对罐头瓶装食品、腊肉，酱菜和凉拌菜等引起的中毒也有报道	一般为12~48小时，长者8~10天	早期头痛、头晕、乏力、走路不稳，以后逐渐出现视力模糊，眼睑下垂、瞳孔散大等神经麻痹症状
7	志贺菌食物中毒	7—10月	无明显地区性	任何人群	凉拌菜	潜伏期一般10~20小时，短者6小时，长者24小时	剧烈的腹痛、呕吐及频繁的腹泻，并伴有水样便
8	李斯特菌食物中毒	春季可发生，在夏、秋季发病率呈季节性增高	无明显地区性	免疫功能低下人群	乳制品、肉类制品、水产品	侵袭型潜伏期2~6小时；腹泻型潜伏期8~24小时	侵袭型：败血症、脑膜炎、发热；腹泻型：腹泻、腹痛、发热

2.临床表现

潜伏期短，一般为4～48小时，长者可达72小时。潜伏期越短，病情越重。开始表现为头痛、恶心、缺乏食欲，随后出现呕吐、腹泻、腹痛。腹泻一日可达数次至十余次，主要为水样便，少数带有黏液或血。体温升高，可达38～40℃，轻者3～4天症状消失。

3.预防措施

防止沙门菌污染食品：加强卫生管理，防止肉类食品在存储运输、加工、烹调或销售等各个环节被沙门菌污染，特别要防止食品从业人员带菌者、带菌的容器及生食物污染。

控制食品中沙门菌的繁殖：影响沙门菌繁殖的主要因素是储存温度和时间。低温储存食品是控制沙门菌繁殖的重要措施。加工后的熟肉制品应尽快食用，或低温储存，并尽可能缩短储存时间。

彻底加热以杀灭沙门菌：加热杀灭病原菌是防止食物中毒的关键措施，但必须达到有效的温度。

（二）副溶血性弧菌食物中毒

副溶血性弧菌为革兰阴性杆菌，主要存在于近岸海水、海底沉积物和鱼、贝类等海产品中。该菌不耐热，56℃加热5分钟，或90℃加热1分钟，或用含醋酸1%的食醋处理5分钟，均可将其杀灭。

1.流行病学特点

地区分布：我国沿海地区为副溶血性弧菌食物中毒的高发区。近年来，随着海产食品大量流向内地，内地也有此类食物中毒事件的发生。

季节性及易感性：7—9月是副溶血性弧菌食物中毒的高发季节。男女老幼均可发病，以青壮年为多。

中毒食品种类：主要是海产食品，其中以墨鱼、带鱼、黄花鱼、虾、蟹、贝、海蜇最为多见。（图9-2）

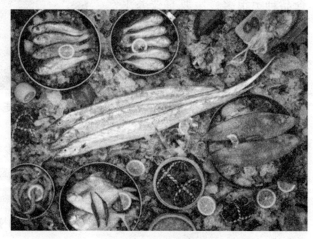

图9-2　引起副溶血性弧菌食物中毒的海产品

2. 临床表现

潜伏期为2~40小时，多为14~20小时。发病初期主要为腹部不适，尤其是上腹部疼痛或胃痉挛。继之恶心、呕吐、腹泻，体温一般为37.7~39.5℃。发病5~6小时后，腹痛加剧，以脐部阵发性绞痛为特点。粪便多为水样、血水样、黏液或脓血便。重症病人可出现脱水、意识障碍、血压下降等症状。

3. 预防措施

与沙门菌食物中毒的预防基本相同，也要抓住防止污染、控制繁殖和杀灭病原菌三个主要环节，其中控制繁殖和杀灭病原菌尤为重要。各种食品，尤其是海产食品及各种熟制品应低温储存。鱼虾、蟹、贝类等海产品应煮透。凉拌食物清洗干净后在食醋中浸泡10分钟或在100℃沸水中漂烫数分钟即可杀灭副溶血性弧菌。此外，盛装生、熟食品的器具要分开，注意消毒，防止交叉污染。

（三）金黄色葡萄球菌食物中毒

金黄色葡萄球菌是引起食物中毒的常见菌种，对热具有较强的抵抗力，在70℃时需1小时方可灭活。有50%以上的菌株可产生肠毒素，多数肠毒素能耐100℃30分钟，并能抵抗胃肠道中蛋白酶的水解，若要完全破坏食物中的金黄色葡萄球菌肠毒素需在100℃加热2小时。

1. 流行病学特点

季节性：全年皆可发生，但多见于夏、秋季。

中毒食品种类：引起中毒的食品种类很多，主要是营养丰富且含水分较多的食品，如乳类及乳制品（图9-3）、肉类、剩饭等，其次为熟肉类，偶见鱼类及其制品、蛋制品等。

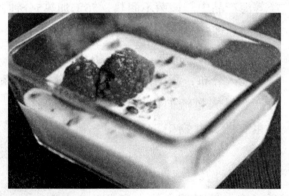

图9-3　易引起金黄色葡萄球菌食物中毒的乳制品

2. 临床表现

发病急骤，潜伏期短，一般为2~5小时，极少超过6小时。主要表现为明显的胃肠道症状，如恶心、呕吐、中上腹部疼痛、腹泻等，以呕吐最为显著。呕吐物常含胆汁，或含血及黏液。剧烈吐泻可导致虚脱、肌痉挛及严重失水。体温大多正常或略高。病程较短，一般在数小时至1~2天内迅速恢复。儿童对肠毒素比成人更为敏感，故其发病率较成人高，病情也较成人重。

3.预防措施

避免带菌人群对各种食物的污染：要定期对食品加工、饮食从业等人员进行健康检查，有手指化脓、化脓性咽炎、口腔疾病时应暂时调换工作。

防止肠毒素的形成：食物应冷藏，或置阴凉通风的地方放置的时间不应超过6小时，尤其在气温较高的夏、秋季节，食用前还应彻底加热。

二、真菌及其毒素食物中毒

真菌及其毒素食物中毒是指食用被真菌及其毒素污染的食物而引起的食物中毒。中毒发生主要由被真菌污染的食品引起，用一般烹调方法加热处理不能破坏食品中的真菌毒素，发病率较高，死亡率也较高，发病的季节性及地区性均较明显。

（一）赤霉病麦中毒

麦类、玉米等谷物被镰刀菌污染引起的赤霉病是一种世界性病害，它的流行除了造成严重的减产外，还会引起人畜中毒。（图9-4）

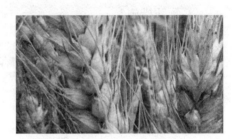

图9-4　小麦赤霉病

1.流行病学特点

赤霉病多发生于多雨、气候潮湿地区。在全国各地均有发生，以淮河和长江中下游一带最为严重。

2.临床表现

潜伏期一般为10～30分钟，也可长至2～4小时，主要症状有恶心、呕吐、腹痛、腹泻、头昏、头痛、嗜睡、乏力，少数病人有发烧、畏寒等。症状一般在一天左右自行消失，慢者持续一周左右，预后良好。

3.预防措施

关键在于防止麦类、玉米等谷物受到真菌的污染和产毒。

（二）霉变甘蔗中毒

霉变甘蔗中毒是指食用了保存不当而霉变的甘蔗引起的食物中毒。甘蔗霉变主要是由于甘蔗在不良的条件下长期储存，如过冬，导致微生物大量繁殖所致。霉变甘蔗的质地较软，瓤部的色泽比正常甘蔗深，一般呈浅棕色，闻之有霉味，其中含有大量的有毒真菌及其毒素，这些毒素对神经系统和消化系统有较大的损害。（图9-5）

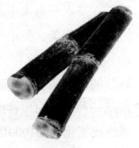

图9-5　霉变甘蔗

1. 流行病学特点

霉变甘蔗中毒常发生于我国北方地区的初春季节，2—3月为发病高峰期，多见于儿童和青少年，病情常较严重，甚至危及生命。

2. 临床表现

潜伏期短，最短仅十几分钟，轻度中毒者的潜伏期较长，重度中毒者多在2小时内发病。中毒症状最初表现为一时性消化道功能紊乱，表现为恶心、呕吐、腹痛、腹泻、黑便，随后出现头昏、头痛和复视等神经系统症状。重者可发生阵发性抽搐，抽搐时四肢强直，屈曲内旋，手呈鸡爪状，眼球向上，偏侧凝视，瞳孔散大，继而进入昏迷状态。病人可死于呼吸衰竭，幸存者则留下严重的神经系统后遗症，导致终生残废。

3. 预防措施

由于目前尚无特殊的治疗方法，故应加强宣传教育，教育大家不买、不吃霉变的甘蔗。为了防止甘蔗霉变，储存的时间不能太长，同时应注意防捂、防冻，并定期进行感官检查。

三、有毒动植物食物中毒

有毒动植物食物中毒指动植物本身含有某种天然的有毒成分，或由于储存不当产生某种有毒物质，被人食用后导致中毒。自然界中有毒的动植物种类繁多，误食或处理不当都可以造成中毒。常见的有毒动植物所致中毒有河豚、某些不新鲜的鱼类、毒蘑菇、四季豆、生豆浆、木薯、发芽马铃薯、苦味果仁等。学校主要为植物性食物中毒，以豆类为主，包括四季豆、扁豆和豆浆。

（一）河豚中毒

河豚在我国沿海各地及长江下游均有出产，属无鳞鱼的一种，在淡水、海水中均能生活。河豚味道鲜美，但由于其含有剧毒，民间自古就有"拼死吃河豚"的说法。引起中毒的河豚毒素是一种非蛋白质神经毒素，其毒性比氰化钠强1000倍，0.5毫克可致人死亡。（图9-6）

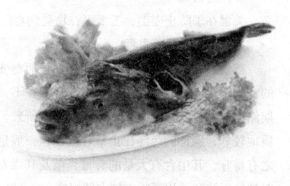

图9-6　河豚

1. 流行病学特点

河豚中毒多发生在沿海地区，以春季发生中毒的次数、中毒人数和死亡人数为最多。

2. 临床表现

河豚中毒的特点是发病急速而剧烈，潜伏期一般在10分钟至3小时。起初感觉手指、口唇和舌有刺痛，然后出现恶心、呕吐、腹泻等胃肠症状。同时伴有四肢无力、发冷、口唇、指尖知觉麻痹。重者瞳孔及角膜反射消失，四肢肌肉麻痹，共济失调，语言不清，血压和体温下降。常因呼吸麻痹、循环衰竭而死亡。一般情况下，死亡通常发生在发病后4～6小时以内，最快为1.5小时。

3. 预防措施

加强宣传教育，让大家认识到野生河豚有毒，不要食用，能识别河豚，以防误食。水产品收购、加工、供销等部门应严格把关，防止野生河豚进入市场或混进其他水产品中。

（二）毒蕈中毒

蕈类通常称蘑菇，属于真菌植物。我国有可食用蕈300多种，毒蕈80多种，其中含剧毒能对人致死的有10多种。毒蕈与可食用蕈不易区别，常因误食而中毒。毒蕈中毒目前为国内食物中毒致死的主要原因。（图9-7）

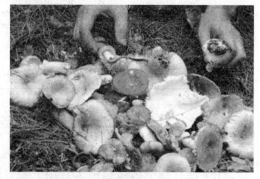

图9-7 毒蕈

1. 流行病学特点

毒蕈中毒多发生于春季和夏季，由于不认识毒蕈而采摘食用，引起中毒。

2. 临床表现

胃肠型主要刺激胃肠道，引起胃肠道炎症反应。一般潜伏期较短，多为0.5～6小时，病人有剧烈恶心、呕吐、阵发性腹痛，以上腹部疼痛为主，体温不高。

神经精神型潜伏期为1～6小时，临床症状除有轻度的胃肠反应外，主要有明显的副交感神经兴奋症状，如流涎、流泪、大量出汗、瞳孔缩小、脉缓等。少数病情严重者可有精神兴奋或抑制、精神错乱、谵妄、幻觉、呼吸抑制等表现。

溶血型中毒潜伏期多为6～12小时，红细胞大量破坏，引起急性溶血。主要表现为恶心、呕吐、腹泻。发病3～4天后出现溶血性黄疸、肝脾肿大，少数病人出现血红蛋白尿。

肝肾损害型为中毒最严重，可损害人体的肝、肾、心脏和神经系统，其中对肝脏损害最大，可导致中毒性肝炎。病情凶险而复杂，病死率非常高。

3. 预防措施

预防毒蕈中毒最根本的方法是不要采摘自己不认识的蘑菇食用。

（三）其他有毒动植物食物中毒

其他有毒动植物食物中毒见表9-2。

表9-2　其他有毒动植物食物中毒

名称	有毒成分	临床特点	预防措施
发芽马铃薯中毒	龙葵素	潜伏期数分钟至数小时，咽部瘙痒、发干、胃部烧灼、恶心、呕吐、腹痛、腹泻、伴头晕、耳鸣、瞳孔散大	马铃薯储存在干燥阴凉处，食用前挖去芽眼、削皮，烹调时加醋
四季豆中毒	皂素，植物血凝素	潜伏期1～5小时，恶心、呕吐、腹痛、腹泻、头晕、出冷汗等	扁豆煮熟煮透至失去原有的绿色
鲜黄花菜中毒	类秋水仙碱	潜伏期0.5～4小时，呕吐、腹泻、头晕、头痛、口渴、咽干等	鲜黄花菜须用水浸泡或用开水烫后弃水炒煮后食用
有毒蜂蜜中毒	生物碱	潜伏期1～2天，口干、舌麻、恶心、呕吐、头痛、心慌、腹痛、肝大、肾区疼痛	加强蜂蜜检验，防止有毒蜂蜜进入市场

四、化学性食物中毒

化学性食物中毒是指由于食用了被有毒有害化学物污染的食品、被误认为是食品及食品添加剂或营养强化剂的有毒有害物质、添加了非食品级的或伪造的或禁止食用的食品添加剂和营养强化剂的食品、超量使用了食品添加剂的食品或营养素发生了化学变化的食品等所引起的食物中毒。化学性食物中毒发生的起数和中毒人数相对微生物食物中毒较少，但病死率较高。常见的有毒物质包括金属及其化合物、亚硝酸盐、农药等。学校化学性食物中毒事件的致病因子主要为农药和亚硝酸盐。

（一）亚硝酸盐中毒

亚硝酸盐外观上与食盐相似，容易误将亚硝酸盐当作食盐食用而引起中毒。亚硝酸盐是一种食品添加剂，不但可使肉类具有鲜艳色泽和独特风味，而且还有较强的抑菌效果，所以在肉类食品加工中被广泛应用，食用含亚硝酸盐过量的肉类食品可引起食物中毒。蔬菜储存过久、腐烂、煮熟后放置过久及刚腌制不久等，均可引起亚硝酸盐含量增加。

1. 流行病学特点

亚硝酸盐食物中毒全年均有发生，多数由于误将亚硝酸盐当作食盐食用而引起食物中毒，也有食入含有大量亚硝酸盐的蔬菜而引起的食物中毒，多发生在集体食堂。

2. 临床表现

亚硝酸盐中毒发病急速，潜伏期一般为1～3小时，短者10分钟。主要症状为口唇、指甲以及全身皮肤出现青紫等组织缺氧表现。病人自觉症状有头晕、头痛、乏力、胸闷、心率快、嗜睡、呼吸急促，并有恶心、呕吐、腹痛、腹泻，严重者昏迷、惊厥、大小便失禁，可因呼吸衰竭导致死亡。

3. 预防措施

加强对集体食堂尤其是学校食堂的管理，禁止餐饮服务单位采购、储存、使用亚硝酸盐，避免误食。保持蔬菜新鲜，勿食存放过久或变质的蔬菜，剩余的熟蔬菜不可在高温下存放过久，腌菜时所加盐的含量应达12%以上，至少需腌制15天以上再食用。

（二）砷中毒

砷中毒发生是误将砒霜当成食用碱、糖、食盐等加入食品；不按规定滥用含砷农药喷洒果树和蔬菜，造成水果、蔬菜中砷的残留量过高；盛装过含砷化合物的容器、用具，不经清洗直接盛装或运送食物，致使食品受砷污染。

1. 流行病学特点

砷中毒多发生在农村，夏、秋季多见，常由于误用或误食而引起中毒。

2. 临床表现

砷中毒的潜伏期短，仅为十几分钟至数小时，病人口腔和咽喉有烧灼感，口渴及吞咽困难，口中有金属味，随后出现恶心，反复呕吐，甚至吐出黄绿色胆汁。重者呕血、腹泻，继而全身衰竭，脱水，体温下降，虚脱，意识消失。重症病人出现神经系统症状，如头痛、狂躁、抽搐、昏迷等。抢救不及时可因呼吸中枢麻痹于发病1～2天内死亡。

3. 预防措施

对含砷化合物及农药要健全管理制度，实行专人专库、领用登记，不得与食品混放、混装。盛装含砷农药的容器、用具必须有鲜明、易识别的标志并标明"有毒"字样，并不得再用于盛装食品。砷中毒死亡的家禽家畜，应深埋销毁，严禁食用。

第四节　预防和控制

为防止学校食物中毒事故的发生，保障师生员工身体健康，依据相关法律法规，学校食堂与学生集体用餐的卫生管理必须坚持预防为主的工作方针。

一、学校防控食物中毒

（一）学校食堂设备与环境

1. 食堂的设施和设备布局要合理，有相对独立的食品原料存放间、食品加工操作间、食品出售场所及用餐场所。

2. 食堂保持内外环境整洁，消除老鼠、蟑螂、苍蝇和其他有害昆虫及其孳生条件。

3. 餐饮具使用前必须洗净、消毒，未经消毒的餐饮具不得使用，禁止重复使用一次性使用的餐饮具。

4. 餐饮具所使用的洗涤、消毒剂必须符合卫生标准或要求，且必须有固定的存放场所和明显的标记。

（二）食品采购与储存

1. 确保食品原材料安全无害。食堂采购员必须到持有卫生许可证的经营单位采购食品，禁止采购腐败变质、油脂酸败、霉变、生虫或者其他感官性状异常，含有毒有害物质或者被有毒、有害物质污染，可能对人体健康有害的食品；禁止采购未经兽医卫生检验或者检验不合格的肉类及其制品；禁止采购超过保质期限或不符合食品标签规定的定型包装食品；禁止采购其他不符合食品卫生标准和要求的食品。

2. 确保学校订餐安全卫生。学校集体订餐时，应确认生产经营者的卫生许可证上注有"送餐"或"学生营养餐"的许可项目，不得向未经许可的生产经营者订餐；学校集体订餐必须当餐加工，不得订购隔餐的剩余食品，不得订购冷荤凉菜食品；严把供餐卫生质量关，要按照订餐要求对供餐单位提供的食品进行验收。

3. 食品贮存得当。食品贮存应当分类、分架、隔墙、离地存放，定期检查、及时处理变质或超过保质期限的食品；食品贮存场所禁止存放有毒、有害物品及个人生活物品；用于保存食品的冷藏设备，必须贴有标志，生食品、半成品和熟食品应分柜存放。

（三）食品加工

食堂炊事员必须采用新鲜洁净的原料制作食品，不得加工或使用腐败变质和感官性状异常的食品及其原料。加工后的熟制品应当与食品原料或半成品分开存放，半成品应当与食品原料分开存放，防止交叉污染。食品不得接触有毒物、不洁物。不得向学生出售腐败变质或者感官性状异常，可能影响学生健康的食物。职业学校、普通中等学校、小学、特殊教育学校的食堂不得制售冷荤凉菜。食堂剩余食品必须冷藏，冷藏时间不得超过24小时，在确认没有变质的情况下，必须经高温彻底加热后，方可继续出售。

（四）食堂从业人员

加强对食堂从业人员的管理。按相关法律法规，食堂从业人员需取得健康证明方可上岗，并每年必须进行健康检查；食堂从业人员和管理人员必须掌握有关食品卫生的基本知识。

（五）管理与监督

1. 学校食堂应当建立健全食品卫生管理规章制度及岗位责任制度，实行主管校长负责制，并配备专职或者兼职的食品卫生管理人员。

2. 学校食堂实行承包经营时，学校必须把食品卫生作为承包合同的重要指标。

3. 学校食堂必须取得食品安全监督管理部门发放的卫生许可证，未取得卫生许可证的学校食堂不得开办。要积极配合、主动接受当地食品安全监督管理部门的监督。

4. 学校食堂应建立严格的安全保卫措施，严禁非食堂工作人员随意进入学校食堂的食品加工操作间及食品原料存放间，防止投毒事件的发生，确保学生用餐的卫生与安全。

5. 学校应当对学生加强食品卫生教育，进行科学引导，劝阻学生不买街头无照商贩出售的盒饭及食品，不食用来历不明的可疑食物。

二、学校食物中毒事故的应急处置

学校应当建立食物中毒突发事故的应急处理机制。发生食物中毒或疑似食物中毒事故后，应采取下列措施：

（一）报告

学校必须建立健全食物中毒的报告制度，发生食物中毒或疑似食物中毒事故应在2小时内报告当地教育行政部门、食品安全监督管理部门和卫生行政部门。报告的主要内容包括发生食物中毒暴发事件单位、地点、时间、中毒人数、主要临床症状等。

（二）封存、销毁

对疑似导致食品中毒事故的食品及其原料立即封存，并由相关机构进行检验。对确认属于被污染的食品及其原料，要予以召回、停止销售并销毁，封存被污染的食品用工具及用具，并进行彻底清洗消毒。

（三）迅速组织救治

发生学校食物中毒事故后，教育行政部门和学校要把治病救人工作放在首位。要迅速组织救治，尤其是危重患者，要不惜一切代价，全力抢救。对普通患者应及时安排就医，以安抚民心，稳定秩序。

（四）配合调查和善后

学校应配合食品安全监督管理部门和卫生行政部门进行调查，按要求如实提供有关材料和样品，协助有关部门对事故现场进行卫生处理，落实有关部门要求采取的其他措施，把事态控制在最小范围。

（李晓然　孙素梅　刘懿卿）

第十章　运动损伤与意外伤害

　　学生安全无小事，校园意外伤害事故时有发生。学校不但要采取措施积极预防，提高学生的公共安全意识，还要促使其掌握应对意外伤害的技能与方法，构建平安校园。

第一节　概　述

一、运动损伤

　　生命在于运动，运动有益健康。运动在给生命带来好处的同时，也会给身体带来损伤。运动损伤是指运动过程中及之后发生的各种伤害及并发症。造成运动损伤的具体原因有：思想麻痹大意，运动前不检查器械，预防措施不得力，好胜好奇；运动前准备活动不充分，使运动器官、内脏器官机能没有达到运动状态；运动情绪低，或在畏难、恐惧、犹豫以及过分紧张时发生伤害事故；内容组合不科学、方法不合理、纪律松散以及技术上的错误；运动量过大，进行长时间的大运动量后身体各方面功能大幅下降，没有进行适当的休息，继续进行剧烈的运动；比赛中不遵守比赛规则，或相互逗闹、动作粗野，或动作不准确等。

　　运动损伤不仅影响运动成绩的提高，缩短运动寿命，严重者还可使人残疾、死亡。但绝大多数伤害可以预防和避免。因此生命在于科学的运动，运动的关键是预防运动损伤。

二、意外伤害

　　意外伤害是指突然发生的事件对人体造成的损伤。国际疾病分类标准（ICD-10E）将意外伤害单列为一类，包括溺水、跌落、烧烫伤、交通相关损伤、中毒和窒息及其他意外伤害（锐器伤、火器伤、机器伤、自然和环境伤害、挤压伤等）。

儿童少年意外伤害已被国际学术界认为是21世纪的重要健康问题。导致儿童少年意外伤害的因素可以概括为三个方面：自身原因、环境设施和监护人员的责任。国内外研究表明：环境设施导致的伤害占一半以上。因此在伤害预防中，改造环境和提高监护人员、学校老师的认识和责任心是关键的因素。

学生安全问题，一直受到党中央、国务院以及各级政府和社会各界的高度关注。2012年4月，国务院颁布《校车安全管理条例》，完善了校车安全管理的法律制度；教育部等多部门联合出台了《学生伤害事故处理办法》《中小学幼儿园安全管理办法》等部门规章，针对学校安全管理和事故处理中的突出问题，明确了相关的制度规范；教育部修订了《中小学公共安全教育指导纲要》，明确了不同年龄段学生的安全教育内容，进一步加强了中小学公共安全教育，培养中小学生的公共安全意识，提高中小学生面临突发安全事件自救自护的应变能力，共同推进平安校园建设。

第二节　案例分析

学生踩踏事故导致群死群伤案例。

一、案例概述

2014年9月26日14时30分左右，某市某小学发生一起踩踏事故，造成6人死亡，26人受伤，其中2人重伤。踩踏事故的"元凶"被锁定为体育老师临时放置的"两块海绵垫"。

事故发生时，一、二年级的小朋友正集体结束午休，从休息的楼层下楼返回教室。一名学生回忆称，午休室门口有两个长约3米的棉花垫，很多学生出于好奇，上前击打，致棉花垫翻倒在地，将一些学生压在下面。后面的同学不知道有人被盖住了，就踩了上去，同学们有的哭、有的喊、有的叫，现场一片混乱。学生亲属提供的照片显示，事故发生的午休楼十分老旧，供上下楼的楼道仅1.2米宽，两个成年人只能艰难并行通过，现场条件十分简陋，一旦发生事故很难疏散。数百名低年级学生在狭窄的楼梯间集中上下楼，其安全配置及疏散能力令人担忧，存在明显安全隐患。

二、案例处置

成立事故处置工作领导小组，全力抢救受伤学生，做好伤亡学生及家属的善后工作；该小学暂时停课，全市校园进行安全隐患排查工作，所有学校第一堂课进行安全教育，尽快恢复学校的正常教学秩序；迅速查明事件原因，并向公众作出解释；查处事故责任人，相关责任人被停职或免职。

三、案例启示

学生安全无小事，一个没有安全保障的学校，绝对不是一所合格的学校。时有发生的校园意外事故，暴露出学校对学生安全意识、事故应对方法及逃生演练实地教育缺乏，拷问着学校安全教育的缺失和安保监管缺位。这些事故绝不能止于对事故责任的追究，更要扎扎实实地反思和堵塞校园安全监管的漏洞。校园安全高于一切、警钟长鸣，应成为学校安全教育和安保监管的常态。

第三节　常见运动损伤和意外伤害

一、常见运动损伤

1. 擦伤。皮肤表面受到摩擦后的损伤。如运动中摔倒时容易引起皮肤擦伤，伤处皮肤被擦破或剥脱，有小出血点和组织液渗出。

2. 出血。指血液从破裂的血管中流出。按照破裂血管的不同类别分为动脉出血、静脉出血、毛细血管出血；按照血液的流处分外出血、内出血。

3. 扭伤。当关节活动范围超过正常限度时，附在关节周围的韧带、肌腱、肌肉撕裂而造成的损伤。

4. 挫伤。在钝重器械打击或外力直接作用下使皮下组织、肌肉、韧带或其他组织受伤，而伤部皮肤往往完整无损或只有轻微破损。

5. 脱臼。也称为关节脱位，由于直接或间接的暴力作用，使关节面脱离了正常的解剖位置而造成的肢体关节部位的损伤。如摔倒时手撑地引起肘关节或肩关节脱位。

6. 骨折。因外力作用而使骨的完整性和连续性破坏而造成的损伤。可分为闭合性骨折和开放性骨折。前者皮肤完整，治疗较易；后者皮肤破裂，骨折端与外界相通，容易发生感染，治疗较难。运动中发生的骨折多为闭合性骨折。

7. 脑震荡。脑部受外力打击或碰撞到坚硬物体，使脑神经细胞和纤维受到过度震动的损伤。

8. 肌肉痉挛。也称抽筋，指肌肉发生不自主强直收缩所显示出的一种现象。发生在小腿和脚趾的肌肉痉挛最常见，发作时疼痛难忍，可持续几秒到数十秒之久。

9. 休克。是一种由于有效循环血量锐减、全身微循环障碍引起重要生命器官（脑、心、肺、肾、肝）严重缺血、缺氧的综合征。典型表现是面色苍白、四肢湿冷、血压降低、脉搏微弱、神志模糊。

二、常见意外伤害

学生意外伤害是指在学校实施的教育教学活动或组织的校外活动中，以及在学校负有管理责任的校舍、场地、其他教学设施、生活设施内发生的，造成的学校学生人身损害和伤害。按照意外伤害发生的地点分为校内常见意外伤害和校外常见意外伤害。

（一）校内常见意外伤害

校内常见意外伤害，是指学生在校期间因校内意外因素造成的突发事故。

1. 拥挤踩踏。发生踩踏事故的基本原因就是人过多。在学校，主要集中在楼道、通道、台阶、厕所、校门等处。

2. 打斗伤害。指学生之间在玩耍时，无意之间或言语过激而发生打斗，造成伤害。

3. 设施伤害。指因学校的教学、生活设施质量不合格而造成的意外伤害。

4. 实验伤害。指学生在实验操作或帮助老师进行实验操作时，因为操作不当而造成的意外伤害，多发生在物理、化学、生物或科学课上。

5. 校内交通伤害。指发生在校内的因为机动车驾驶员违规操作或学生不遵守校内纪律而造成的意外伤害。

6. 社会闲杂人员滋扰伤害。指社会闲杂人员闯进校园内对学生施暴所造成的伤害。

7. 学生自杀或自残。指学生由于心理问题而产生的自杀或自残行为。

8. 校内性侵害。指加害者以威胁、权力、暴力、金钱或甜言蜜语等引诱、胁迫他人与其发生性关系，并在性方面对受害人造成伤害的行为，包括猥亵、强暴等。这种校园性侵害集中表现在教师对学生的性侵害，尤其是对小学生的性侵害。

（二）校外常见意外伤害

1. 发生在家中的意外伤害。指发生在家庭中的突发的、意外的伤害，如触电、摔伤、咬伤、溺水、烧伤、误服等，小学低年级学生发生比较多，多是由于操作不当或不够小心造成的。

2. 外出意外伤害。指离开固定的地点（如家庭或学校等场所）后发生的意外伤害，侧重指发生在路上或野外的交通、游玩等意外伤害。

第四节　预防和应对

一、运动损伤的预防和应对

（一）运动损伤的预防

1. 运动选好了再进行

一般来说，儿童适宜内容和形式多样化且每次锻炼时间不长、强度也不大的运动；青春发育初期（9～13岁）适宜广播体操、跳绳、踢毽子、乒乓球等以锻炼机体灵敏性、协调性和柔韧性为主的运动；青春发育中期（13～16岁）适宜短距离快跑、变速跑、羽毛球等以速度锻炼为主的运动；青春发育后期（17～22岁）适宜长跑、登山、游泳、足球、排球、篮球等可增加速度耐力、一般耐力和力量性练习的运动。

2. 运动前注意热身

热身是简单和轻松运动的开始，让身体循序渐进地接受更高强度的训练，促进身体和心理达到巅峰状态，使运动效果最佳。

3. 运动后别忘了"冷身"

运动后的"冷身"即运动后的放松运动。中小学生在运动后，一定要进行"冷身"活动，如缓慢地跑、走、拉伸肌肉、推拿按摩、温水浸泡等。运动结束后1小时内，可以吃一些容易消化的糖类或水果，迅速补充糖原，有助于体力恢复。

4. 加强自我保护

自我保护是指练习者在运动的过程中可能出现和已经出现危险时，随机应变、化险为夷的一种方法。例如：摔倒时，立即屈肘低头，团身滚动，切不可直臂或肘部撑地；由高处跳下时，要用前脚掌着地，注意屈膝，弯腰，两臂自然伸开，以利于缓冲和保持身体平衡等。

5. 排除设施和器材的安全隐患

做好各类器材、设施的除锈、润滑等日常保养维修工作。

（二）常见运动损伤的处理

1. 肌肉拉伤

肌肉拉伤是指肌纤维撕裂而致的损伤，主要是由运动过度或热身不足造成的。

可根据疼痛程度知道受伤的轻重，一旦出现痛感应立即停止运动，并在痛点敷上冰块或冷毛巾，保持30分钟，以使小血管收缩，减少局部充血、水肿，切忌搓揉及热敷。

2. 踝关节扭伤

一旦发生踝关节扭伤，马上使受伤部位得到休息，立即给予冷敷、加压包扎、抬高患肢。24小时后，可在踝关节周围进行轻微按摩，逐渐加大力度，配合热敷、理疗等手段，加速康复。

3. 脱臼

一旦发生脱臼，伤者保持安静，立即停止活动，更不可揉搓脱臼部位。如脱臼发生在肩部，可把患者肘部弯成直角，用三角巾把前臂和肘部托起，挂在颈上，再用一条宽绷带缠过肩部和胸部，在对侧胸部打个结。

二、意外伤害的预防和应对

（一）踩踏事故防范

加强学生行为文明教育，尤其是集体活动中注意上下楼梯轻声慢步、靠右行走；在上操或集合等活动时，不求快、只求稳，人多时不拥挤；不在楼梯间或狭窄通道嬉戏打闹搞恶作剧等；在人群中走动，遇到台阶或楼梯时，尽量抓住扶手，防止摔倒；拥挤人群向自己方向走来时，不要慌乱，顺着拥挤的人流走，鞋子被踩掉不要贸然弯腰提鞋或系鞋带；有针对性地举行各种紧急撤离演习，提高人员撤离速度。

一旦不幸陷入拥挤踩踏事故，要科学应对，保护自己，帮助他人。发现自己前面有人突然摔倒了，要马上停下脚步，大声呼救，告知后面的人不要向前靠近；及时分散拥挤人流；一旦陷入拥挤人群中，要左手握拳，右手握住左手手腕，双肘撑开平放胸前，形成一定空间保证呼吸；如果不幸倒地，要双手十指交叉相扣，护住后脑和顶部，两肘向前，护住头部，双膝尽量前屈，护住胸腔和腹腔重要脏器，侧躺在地。另外，尽快报警，等待救援。

（二）校园火灾事故防范

学校是人员密集型场所，一定要加强消防安全教育，随时发现身边的消防安全隐患，及时整改。一旦发现或意识到自己可能被烟火包围，保持沉着冷静，判断火势来源，采取与火源相反方向逃生；切勿使用电梯逃生；如逃生必经路线充满烟雾，要用湿毛巾或衣物捂住口鼻，防止或减少吸入有毒烟气，并降低姿势或匍匐前进；身上的衣物着火应迅速将衣服脱下或撕下或就地翻滚将火扑灭；切勿返入屋内取回贵重物品；夜间发生火灾时，先叫醒熟睡的人，并且尽量大声喊叫，以提醒其他人逃生。

（三）交通意外事故防范

普及交通安全知识，加强学生对交通规则的认识；严格执行学校纪律，对有事外出或放假时期的学生做好教育和记录，严格控制学生在校外的时间。

一旦乘坐道路交通工具遇险时，要用双手紧紧抓住前排座位或扶杆、把手，低下头，利用前排座椅或两手臂保护头面部，如遇翻车或坠车时，迅速蹲下身体，紧紧抓住前排座位的座脚，身体尽量固定在两排座位之间，随车翻转。交通事故中发现人员伤亡，马上拨打120急救电话；随后拨打110报警电话。小学生遇到这种情况，千万不要擅自行动，在报警时按照警察的要求行事，可以就近向事故现场周围的单位或个人请求援助。如果是中学生，在保护好自己的前提下，应尽自己所能，对受伤人员施救。

（四）溺水事故防范

首先，进行家长健康教育，加强对儿童少年的监管。其次，隔离水体，在池塘、江河、水库边等危险地带设立篱笆或警示标志。第三，教会儿童少年游泳技巧、游泳规则和自然水域游泳安全知识，教育学生科学游泳。俗话说"淹死会水的"，即使自认为学会了游泳，也不能忽视安全。

溺水2分钟后便会失去意识；4～6分钟后身体便遭受不可逆的伤害。如果自己溺水，必须要保持冷静，迅速采取头后仰，口向上，尽量使口鼻露出水面进行呼吸，不能将手上举或挣扎，以免身体快速下沉，在不影响呼吸的情况下大声呼救。如果他人溺水，首先寻求成人或专业救生员的帮助，然后在保证自身安全的前提下，在岸边用救生圈、棍棒、树枝、绳索等拉落水者上岸；遇险者被救上岸后，要立即清除溺水者口腔和鼻腔里的水、泥和污物，再把溺水者摆在头低、脚高的体位，将吸进去的水空倒出来。对呼吸已停止的溺水者，应立即进行心肺复苏，在做上述处理的同时拨打120。

（五）触电事故防范

加强安全用电知识教育，严格用电制度，掌握安全用电基本知识；正确安装电器并定期检查维修；设备维修时，要切断电源，并在明显处放置"禁止合闸，有人工作"的警示牌；遵守用电规定，移动电风扇等电器设备时，先切断电源，并保护好导线以免磨损或拉断；火警及台风袭击时切断电源；雷雨天不要站在高墙下、铁塔、避雷针的接地导线周围20米内；遇到高压线断落时，周围10米内禁止人员进入；若已经在10米范围内，应单足或并足跳出危险区。

如果触电，附近又找不到人救援，触电者需要镇定地进行自救。触电后的最初几秒内，人的意识还没有丧失，理智有序地判断处置是成功解脱的关键。触电者可以一边呼救，一边奋力跳起，使流经身体的电流失去导电的线路。

如果发现有人触电，救助者首先使触电者迅速脱离电源，不可用手直接去拉触电者，具体做法包括关闭电源、斩断电路、拉开触电者等。然后把触电者移到通风良好的地面或床上，仰卧，头向后仰，救助者立即松解其上衣领口和腰带，清除口腔中的异物、取下假牙以保持呼吸道通畅。如果触电者呼吸停止、颈动脉处触摸不到搏动，要立即进行心肺复苏，直至伤员清醒。同时拨打120急救电话。

（六）校园性侵害

对学生进行适当的性知识和预防性侵害教育，提高自我保护意识。上好健康教育课，让学生形成明确的性别意识和自我保护意识，学习健康的与异性交往方式；让学生了解隐私权、身体自主权，任何人不得随意触碰。加强老师的法制教育，提升师德和自身素质，规范其言行。家长适时开展性教育，做好防止性侵害的第一道屏障。

一旦遭受性侵害，要用法律保护自己；及时告诉家长或老师，同时不要急于清洗身体，保留相关证据，并按照有关部门的安排及时到医院检查、治疗等；学校和老师要保护和帮助受害学生，在心理、学业上给予更多的关怀和爱护，鼓励、帮助其尽快走出阴影，恢复正常生活。

三、急救方法和技能

（一）出血的急救

创伤引起的出血在日常生活中很常见。遇到创伤性出血的伤员，首先应注意伤员的全身状况，有没有休克、骨折、内脏损伤、内出血等。血液呈喷射状的出血，是动脉出血，后果多较严重，应立即采取止血措施。常用的止血方法有：

1. 加压包扎止血

用生理盐水冲洗伤部后用消毒纱布盖住伤口，然后用绷带、三角巾等紧紧包扎。情况紧急时，也可以用干净的毛巾、手绢、布料等代替纱布。

2. 指压止血法

用手指把从骨头表面经过的动脉压住，阻断血流，必要时，也可以用手掌或拳头。这是动脉出血时的一种临时止血方法，效果很快，但不能持久。身体上有许多动脉在靠近体表的骨头表面经过，例如大腿、小腿等部位出血时，在大腿根部腹股沟中点的稍内侧触到股动脉的搏动，然后把两手的拇指重叠，或把一只手的食指、中指、无名指一齐将股动脉压在股骨上。

3. 止血带止血法

在四肢较大动脉出血时，通常用止血带止血。常用的止血带有橡皮带、橡皮管等具有弹性的管带，紧急情况时也可以用绷带、三角带等棉织软物，但绝不能用塑料带及铁丝等。最好用充气式止血带。

止血带结扎的标准位置在上肢为上臂的上1/3部，下肢为大腿中下1/3交界处。上臂中上1/3处扎止血带易损伤桡神经，为禁区。上止血带时，先用毛巾、布料等柔软的东西垫在皮肤上，一定要加上明显的标示，注明什么时候开始使用止血带，以供接受伤者的医疗单位参考。止血带的使用时间不能过长，一般只能使用半小时到1小时，最多不能超过2～3小时，而且每隔半小时就应松开1分钟。放松时应以手指在出血处近端压迫主要出血的血管，以免每放松一次丢失大量血液。

4. 填塞止血法

把消毒的纱布、棉垫等填塞在伤口里，上面覆盖敷料，然后再加压包扎。所用的纱布、棉垫一定要消毒，情况紧急，也可以用干净的棉布填塞。

（二）急救包扎

包扎时，动作要柔和、熟练，尽可能不改变伤肢位置；松紧度适中，过紧会妨碍血液循环，过松则起不到包扎的作用；一般在包扎四肢时，应露出手指和足趾，以便观察其包扎的松紧度。

1. 绷带包扎法

根据包扎部位的形态特点，采用不同的包扎方法。

（1）环形包扎法。用于包扎肢体粗细均匀的部位，如手腕、小腿下部和额部等，也是其他包扎法的开始或结束时使用的包扎法。包扎时，先铺开绷带，把带头斜放在伤肢上并用拇指压住，将卷带绕肢体一圈后，再将带头的一个小角反折，然后继续绕圈包扎，每圈都盖住第一圈，包扎3～4圈即可。（见图10–1）

（2）螺旋形包扎法。用于包扎肢体粗细相差不大的部位，如上臂、大腿下部等。包扎时先作2～3圈环形包扎，然后将绷带向上斜形缠绕，每圈都盖住前一圈的1/3～1/2。（见图10–2）

（3）反折螺旋形包扎法。用于包扎肢体粗细相差较大的部位，如前臂、小腿、大腿等。包扎时，先做2～3圈环形包扎后，用左手拇指压住绷带上缘，将绷带向下反折，向后绕并拉紧绷带，每圈反折一次，后一圈压住前一圈的1/3～1/2，反折处不要在伤口或骨突上。（见图10-3）

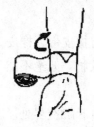
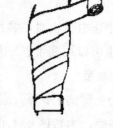
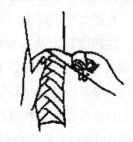

图10-1　环形包扎法　　　　图10-2　螺旋形包扎法　　　　图10-3　反折螺旋形包扎法

（4）"8"字形包扎法。多用于包扎肘、膝、踝等关节处。方法有两种：一是先在关节处作几圈环形包扎后，将绷带斜形环绕，一圈在关节上方缠绕，一圈在关节下方缠绕，两圈在关节凹面相交，反复进行，逐渐离开关节，每圈压住前一圈的1/3～1/2，最后在关节的上方或下方作环形包扎结束。二是先在关节下方作几圈环形包扎后，将绷带由下而上，再由上而下地来回作"8"字形缠绕，使相交处逐渐靠拢关节，最后作环形包扎结束。（见图10-4）

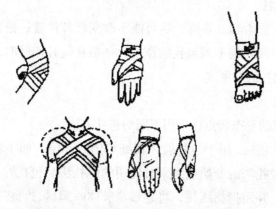

图10-4　身体不同部位"8"字形包扎法

2. 三角巾包扎法

三角巾应用方便，适用于全身各部位的包扎，这里只介绍手、足和头部包扎法。

（1）手部包扎法。三角巾平铺，手指对向顶角，将手平放在三角巾的中央，底部横放于腕部。先将三角巾顶角向下反折，再将三角巾两底角向手腕背部交叉围绕一圈，在腕背打结。

（2）足部包扎法。与手部包扎法基本相同。

（3）头部包扎法。三角巾底边置于前额，顶角在后，将底边从前额绕至头后，压住顶角并打结。若底边较长，可在枕后交叉后再绕至前额打结，最后把顶角拉紧并向上翻转固定。

3. 前臂悬挂法

（1）大悬臂带。常用于除锁骨和肱骨骨折以外的其他上肢损伤。将三角巾的顶角置于伤肢的肘后，一底角拉向健侧肩上，伤肢屈肘90°角，前臂放在三角巾的中央，再将三角巾的另一底角向上翻折并包住前臂，两底角在颈后打结。最后拉直顶角并向前折回，用胶布粘贴固定。

（2）小悬臂带。常用于锁骨和肱骨骨折。先将三角巾折叠成约四横指宽的宽带，也可用宽绷带或软布带代替。将宽带的中间置于前臂的下1/3处，屈肘90°角，宽带的两端在颈后打结。

（三）骨折的急救

骨折有三个特有体征，具有其中之一者，即可诊断为骨折：畸形（骨折端移位使患肢缩短、成角或旋转畸形）、异常活动（在肢体没有关节的部位出现不正常的活动）、骨擦音和骨擦感（骨折后两骨折端互相摩擦产生）。

骨折患者的急救原则是防止休克、保护伤口、固定骨折部位、迅速转运，以便尽快得到妥善处理。具体步骤为：

1. 抢救休克

首先检查病人全身情况，如处于休克状态，应注意保温，尽量减少搬动，有条件时应立即输液、输血。合并颅脑损伤处于昏迷状态者，应注意保持呼吸道通畅。

2. 包扎伤口

对于开放性骨折，伤口出血绝大多数可用加压包扎止血，当大血管出血，加压包扎不能止血时，可用止血带止血。创口用无菌敷料或清洁布类予以包扎，以减少再污染。若骨折端已戳出伤口，并已污染，又未压迫重要血管、神经者，不应将其复位，以免将污物带到伤口深处，应送至医院经清创处理后再行复位。若在包扎时，骨折端自行滑入伤口内，应做好记录，以便在清创时进一步处理。

3. 妥善固定

骨折时，用夹板、绷带将折断的部位固定包扎起来，使伤部不再活动，称为临时固定。目的是减轻疼痛、避免再伤和便于转送。

不同部位骨折的固定方法不同：

（1）锁骨骨折。用两个棉垫分别置于双侧腋下，然后用双环包扎法或"8"字形包扎法，最后以小悬臂带将伤肢挂起。

（2）肱骨骨折。用2~4块合适夹板固定上臂，屈肘90°，用悬臂带悬吊前臂于胸前，最后以叠成宽带的三角巾把伤肢绑在躯干上加以固定。如无夹板，可用皮带将上臂包缠在胸部侧方，并将前臂悬吊胸前。

（3）前臂和腕部骨折。用1~2块有垫夹板在掌背侧固定前臂，屈肘90°，前臂中立位用大悬臂带悬吊胸前。

（4）手部骨折。用手握纱布棉花团或绷带卷，然后用有垫夹板或木板置于前臂掌侧固定，用大悬臂带悬吊于胸前。

（5）股骨骨折。用长短两块夹板，分别置于伤肢外侧和内侧，外侧上自腋下、下达足跟，内侧自大腿根部至足部、夹板内面应垫软物，然后用布带进行包扎固定，在外侧作结。如无夹板，可将两腿并拢捆在一起。

（6）髌骨骨折。将腿后放一夹板，自大腿至足跟，用皮带在膝上、膝下和踝部将膝关节固定在伸直位，防止屈曲。

（7）胫腓骨和踝部骨折。用夹板1~2块，上自大腿中部，下达足跟部，或用一长钢丝托板，上自大腿中部，下在足跟部转成直角，包扎固定。

骨折临时固定的注意事项有骨折固定时不要无故移动伤肢，为暴露伤口，可剪开衣裤、鞋袜，对大小腿和脊柱骨折，应就地固定；固定时，不要试图整复，如果畸形严重，可以顺伤肢长轴方向稍加牵引，开放性骨折断端外露时，一般不宜还纳，以免引起深部感染；固定用夹板或托板的长度、宽度应与骨折的肢体相称，其长度必须超过骨折部的上下两个关节；固定的松紧要合适、牢靠，过松则失去固定的作用，过紧会压迫神经和血管。

4. 迅速转运

患者经初步处理，妥善固定后，应尽快送至就近的医院进行治疗。

（四）心肺复苏

心肺复苏主要用于心脏性猝死等危重急症以及触电、淹溺、急性中毒、创伤等意外事故造成的心跳、呼吸骤停。当心跳、呼吸突然停止后，体内循环也会停止，脑细胞缺氧，一般能支持4分钟，超过这个时间，大脑就发生不可逆损伤。心肺复苏的步骤为C-A-B，即：C（compression）胸外按压、A（airway）开放气道、B（breathing）人工呼吸。

1. 胸外按压（见图10-5）

只要判断心脏骤停，应立即进行胸外按压，以维持重要脏器的功能。

（1）判断周围环境。环顾四周，确保周围环境安全后方可进行施救。

（2）判断意识、呼吸及脉搏。拍打患者双肩，高声呼喊双耳"喂，你怎么了？"如无反应，说明意识丧失；用食指及中指指尖先触及气管正中部位，然后向施救者侧滑移2～3厘米，在胸锁乳突肌内侧触摸颈动脉是否有搏动；将自己的脸贴近患者的口鼻感受有无气体呼出，同时观察胸部起伏情况，即"一听二看三感觉"来评估呼吸。

（3）呼叫急救系统。一旦发现患者无意识、无脉搏、无呼吸，可判定发生心脏骤停，立即高声呼唤其他人前来帮助救人，取得自动体外除颤仪（AED），并拨打急救电话120或附近医院电话。

（4）体位。病人仰卧位于硬质平面上，患者头、颈、躯干平直无扭曲，松解患者衣裤；按压胸骨中下1/3 交界处或剑突以上4～5厘米处或双乳头连线与前正中线交界处；急救者按压时上半身前倾，双肩正对患者胸骨上方，一只手的掌根放在病人胸骨中下部，然后两手重叠，手指离开胸壁，双臂绷直，以髋关节为轴，借助上半身的重力垂直向下按压；每次抬起时掌根不要离开胸壁，并成人按压深度至少5 厘米，婴儿和儿童为胸廓前后径的1/3（婴儿大约为4厘米，儿童大约为5厘米）；按压频率100～120次/分。

2. 开放气道（见图10-6）

判断颈部有无创伤，清除口腔异物。心脏骤停的患者意识丧失，常常因为舌后坠而阻塞气道。开放气道的方法有两种：

仰头-抬颏法。一手置于前额推头后仰，另一只手食指和中指上抬下颏处，使下颏、耳垂连线与地面垂直。

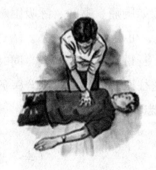 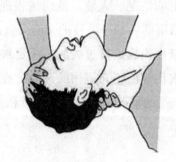

图10-5　胸外按压　　　　图10-6　开放气道

托颌法。尤其适用于颈椎外伤者。此方法难以掌握，可能导致脊髓损伤，不建议非医务人员采用。

3.人工呼吸（见图10-7）

（1）口对口人工呼吸方法

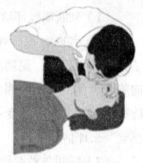

用按于前额手的食指和拇指捏紧患者鼻孔；正常吸气后紧贴患者的嘴，要把患者的口部完全包住，缓慢向患者口内吹气（1秒以上），足够的潮气量（500～600mL）以使得患者胸廓抬起，并用眼睛余光观察胸廓起伏；每一次吹气完毕后，应与患者口部脱离，松开患者鼻子，侧头看患者胸廓起伏，并用面颊感受

图10-7　人工呼吸

患者鼻部呼吸；吹气时暂停按压，吹气频率10～12次/分；按压与人工呼吸比例为30：2，即30次胸外按压、2次人工呼吸为1个循环，连续5个循环，然后判断伤员有无呼吸。

（2）口对鼻人工呼吸

对某些患者，如患者口不能张开（牙关紧闭）、口部严重损伤，或抢救者不能将患者的口部完全紧紧地包住等，口对鼻人工呼吸更有效。

（五）拨打急救电话

我国急救电话号码统一规定为"120"（有些地区，例如北京市也可拨打"999"）。

打急救电话时，要抓住要点与对方通话：首先，要讲清楚伤病人员所处的具体地址和准确位置，使救护人员能在最短的时间内到达。同时说明报告人的电话号码、姓名和其他联系方式，尽量派人到路边或门口迎候；电话中要简明、扼要地报告伤病人员的病情，包括年龄、性别、主要症状。如果多人伤病，尽可能详细地报告发病情况、人数以及病情表现，如胸痛、呕吐、呼吸困难、意识不清等；如果打通电话后20分钟救护车仍未到达，可再拨打120联系。陪送患者去医院的人，要尽量把伤病人员过去的疾病资料、身份证等携带齐全。同时带够医疗费用及患者本次伤病前正在服用的药品。在送往医院的路上，配合医务人员随时注意观察伤病人员的情况，如脉搏、呼吸和神志变化等。

（李　慧　刘懿卿）

第十一章　应激反应与干预

应激反应在中小学生中比较常见，影响学校教学秩序，做好应激反应知识普及和干预工作，预防和减少不良应激反应，对中小学生健康成长非常重要。

第一节　概　述

一、应激相关概念

（一）应激

1. 应激的概念

应激是指个体身心感受到威胁时的一种紧张状态，亦称"压力"、"紧张"。从心理角度看，应激可以理解为"个人在面对具有威胁性刺激情境中，一时无法消除威胁脱离困境时的一种被压迫的感受"。

2. 应激的分类

（1）良性应激

如果应激有利于机体在紧急状态下的战斗或逃避，称为良性应激。适度的应激是人成长和发育的必要条件。

（2）劣性应激

如果应激过于强烈，超过个体承受范围从而引起病理变化，甚至死亡，称为劣性应激。长期或强烈的应激会引起身心疾病和生理障碍。

（二）应激源

1. 应激源的概念

应激源是指能够引起应激的各种内外源性的因素的总称。来自个体内外环境中的应激（即压力）源作用于个体，使个体产生不同程度的身心应激反应。

2.应激源的分类

应激源可分为外源性应激源、内源性应激源和心理、文化、社会等因素性的应激源，如图11-1所示。

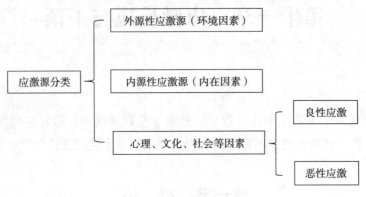

图11-1　应激源分类图

（三）应激反应

1.应激反应的概念

应激反应是机体在各种内外环境因素及社会、心理因素刺激时所出现的全身性非特异性适应反应。

2.应激反应的分类

（1）生理反应

指遇到压力时产生的身体应激变化，表现为交感神经兴奋、血糖升高、血压上升、心率加快和呼吸加速等。

（2）心理反应

指遇到压力时产生的焦虑、紧张、精神挣扎、恐惧等。

（3）行为反应

指对压力事件采取的应付行动，它包括积极的一面，如面对问题向他人求助，也包括消极的一面，如自责、逃避等。

（四）心理危机

1.心理危机的概念

一般是指个体或群体面临突然的或重大的生活挫折或公共安全，既无能力回避，又无法用通常解决应激的方式来应对所出现的心理失衡状况，严重时会导致精神障碍。

2.心理危机的分类

（1）一般心理危机

这部分学生在学校中占较大比例。主要是指在心理普查或心理辅导中发现的有轻微心理问题的学生；或在学习或生活中出现轻微心理或行为异常的学生。

（2）严重心理危机

这部分学生在学校中所占比例较少。主要是指在心理普查或心理辅导中发现的有严重心理问题，并出现明显心理或行为异常的学生；或在学习和生活中遭遇突然打击而出现明显情绪或行为异常的学生。

（3）重大心理危机

这部分学生在学校中是极少的，但这部分学生一旦出现危机事件，对学生和学校的影响将是巨大的。主要是指患有严重心理障碍、精神分裂症并已确诊的、有自杀倾向的学生。

二、应激反应的模型与分期

（一）应激反应的模型

1.应激反应的过程模型

应激反应是刺激物同个体自身的身心特性交互作用的结果，与个体对应激源的心理中介因素有关。心理中介因素在一定程度上对个体的健康起重要的缓冲、调节和保护作用。

应激过程模型如图11-2所示：

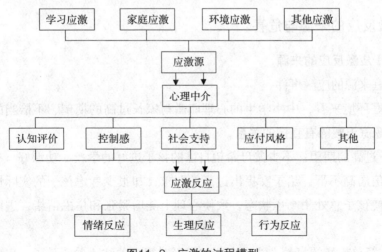

图11-2　应激的过程模型

2. 家庭应激的ABCX模型

应激模型除了应激过程模型外，还有家庭应激的ABCX模型，其中A表示应激事件，B表示家庭资源，C表示家庭对事件的定义或解释，X表示危机；在家庭内部，只有家庭成员认为事件具有威胁性（C），且家庭资源不足以应对时（B），危机（X）才会产生。

（二）应激反应的分期

1. 第一期——警觉期

第一期为警觉期，此临床表现主要为：血压上升，心跳呼吸加快，血糖升高等，如应激源过强在此期也可死亡。当威胁或压力第一次出现时，在很短的一段时间内，人体会产生一种低于正常水平的抗拒，接着人体会迅速采取各种防御措施并进行保护性的自我调节。如果防御性反应有效，抗拒就会消退，人的生理活动也将恢复正常。

2. 第二期——抵抗期

第二期为抵抗期，如果警戒反应不能排除上面的威胁或压力，而仍然使应激持续，那么人体就会动员全身的能量和资源去反抗它们。随着能量和资源的逐渐消耗，反抗的力量会逐渐减少，同时严重的身体症状也会随之产生。

3. 第三期——衰竭期

第三期为衰竭期，如应激源持续存在，机体各种代偿适应机制耗竭，抵抗能力又衰退，又出现与警觉期相似的变化，重要器官功能障碍甚至衰竭，严重者可死亡。在这一阶段，人体容易感染各种疾病，严重者还有可能死亡。

三、应激反应的来源与危害

（一）应激反应的来源

1. 家庭来源的应激事件

从家庭环境来看，中小学生的心理应激与家长过高的期望、不恰当的教育方式、缺乏家庭温暖等有直接的关系。

（1）过高的期望：不少父母希望自己的孩子进好的学校、功课好、有特长。这种期望值居高不下，给子女提出过高的要求，却很少考虑孩子的实际情况和心理需要，使孩子总处于高压状态，致使心理上陡增紧张和焦虑情绪，进而诱发心理应激。

（2）简单粗暴的家教方式：有些父母平时很少关注或关心孩子，出现问题就不分青红皂白，对其打骂，造成子女与父母关系紧张，家庭矛盾激化。

（3）缺乏家庭温暖或成员之间的沟通：在一些家庭中父母平时很少与孩子交流和沟通，精神关怀严重匮乏。除问及孩子的学习成绩外，很少关注子女的心理状态和内心想法。

（4）家庭关系不和：父母关系不和睦甚至家庭破裂，家庭成员的变化，经常被虐待或偶尔被指责打骂，亲人重病、分离、去世，父母亲精神异常等也会造成学生应激。

研究显示当这些家庭应激事件中只有一项事件出现时，学生精神疾病的发生率并不高于一般学生，但当两个或两个以上事件同时出现时，学生精神疾病的发生率会成倍地增加。

2.学校来源的应激事件

从学校环境来看，学业问题和人际冲突是中小学生心理应激的主要来源。

（1）学习任务过重：学校几乎每天课程都排得比较满，学生在一天中要应付不同科目的学习，这种压力对于孩子来讲，可想而知。

（2）考试成绩不理想：考试与成绩更是许多孩子所担心的。尖子生会为某一科或某一次的考试失利而非常难过，中等生会为自己无论怎么努力成绩总提不上去而十分苦恼，学习差的学生往往要承受斥责、嘲笑甚至惩罚。

（3）人际关系冲突：人际交往方面遭遇的种种冲突也给中小学生造成巨大的心理压力。师生交往中老师的专断、偏心、误解、体罚，同伴交往中同学的嫉妒、冷落、嘲笑和欺负等，也都容易使学生产生应激。

3.其他来源的应激事件

应激也可来自身体内部，如：饥饿、疼痛、敏感、疲乏等。此外，自然灾害、技术性灾害、都市噪音、空气污染、过度拥挤等也可造成中小学生产生心理应激。

（二）应激反应的危害

1.生理上的危害

中小学生大脑处于快速发育的过程，很多来自学校学习、家庭和社会环境造成的压力直接影响精神健康，严重应激事件会影响大脑发育。

严重应激反应可诱发中小学生的异常行为反应和不良行为活动。如：厌食、破坏、厌学、阅读障碍、自伤等。

2.心理上的危害

由于心理调控能力较弱和缺乏应激经验，中小学生遭遇应激和心理危机时的负性影响更为明显，严重的还可能出现精神崩溃，甚至发生自杀。有研究表明，学生期的虐待经历是造成成年期抑郁的危险因素。早年经历地震应激人群，成年后存在严重的认知功能损害。

四、应激反应的易感人群

应激可造成积极的和消极的影响，应激处理能力弱，更容易受到应激影响的学生，称为应激危害的易感人群。主要分为以下类型：

（一）人格特质内向的学生

心理应激的产生与中小学生个体先天的人格特质有一定的关系。具有内向、敏感和消极的自我暗示等人格倾向的学生易产生自卑、悲观和抑郁情绪等心理应激表现。

（二）认知能力差的学生

由于中小学生阅历浅、经验少，所以认知上容易把学习、交往和生活中出现的问题和事件严重化、灾难化，过分估计事情的不良后果。例如，一次没考好，就觉得以后没脸见人；因为一件事情被老师批评，就认为自己什么都不行；和一两个同学闹僵，就以为自己不受大家欢迎等。

（三）意志力薄弱的学生

心理应激的产生往往是由于主观上和客观上无法克服的动机冲突或挫折情况造成的。许多引起学生有痛苦感受的有时并不是非常严重的危机情境或者重大生活事件的打击，而是学习上遇到了困难、同学之间的纠纷、发生了家庭矛盾等。

（四）生命观肤浅的学生

每个人对生与死、生命的价值和意义都有一定的看法。中小学生的生命观与成人相比，是不成熟的、肤浅的。由于生活经验和知识的缺乏，他们难以对生命有深刻的理解，此类学生对于应激事件更易产生不良影响。

五、应激与心理危机

应激一般被看作成年人的专利，但事实上，中小学生所呈现的心理危机也不亚于成年人。近年来，中小学生心理健康调查和心理辅导的实践以及传媒报道也充分显示，中小学生的心理危机呈上升趋势。

（一）引起心理危机的事件性质

心理危机由危机事件引起，是指那些重大的、超乎寻常的、个体难以应付和解决的事件，由于这类事件对个体、群体影响之巨大，因此又称为创伤性事件。

（二）心理危机的本质

心理危机是因为个体或群体意识到应激事件超过了自己的应付能力，而不是指个体或群体经历的事件本身。引起心理危机的事件是一般应激反应不足以应付的状况，因此会导致心理失衡。产生心理危机就意味着心理平衡稳定的机制被破坏。

（三）应激与心理危机的联系与区别（表11-1）

表11-1　应激与心理危机的联系与区别

	主体	事件性质	事件强度	个体应对	对个体影响	本质
应激	个体	正面 负面	不定	尝试应对	心身反应	保护性反应
心理危机	个体 群体	负面	破坏性	不知如何应对	各类精神障碍	心身失衡状态

第二节　案例分析

学生集体饮用豆奶出现食物中毒造成的恐慌案例。

一、案例概述

（一）背景

2003年3月19日上午，辽宁省某市所属8所小学近4000名学生在同一天饮用了区教委推荐的、由某公司生产的"高乳营养学生豆奶"。在饮用豆奶后，一些学生出现腹痛、头晕、恶心等症状。接下来的几天内，到医院就诊检查的学生不断增加，有的同学甚至出现了肺炎、肝炎、脑膜炎和心肌炎等疾病。

截至2003年4月4日，到医院检查治疗的学生已达到4400多人次，另有100多名学生在家长的带领下前往北京、沈阳等地检查病情。此次事件称为辽宁省某市豆奶中毒事件。

（二）后续

事件发生后，当地卫生部门紧急给予相应处置，进入学校进行案件调查工作。同时由班主任老师和学校心理老师进行定期回访，发现有的学生出现不同程度的应激反应。

1. 心理方面

部分没患病的同学不由自主过多地关注自身健康，导致无法集中注意力做其他的事情；部分轻微食物中毒的同学，对食物产生了不信任，变得不敢吃包括豆奶粉在内的豆制品和奶制品；部分正在医院调养的同学，因为身体原因不得不取消往日和同学相约的活动，出现了轻微紧张和焦躁的情绪。

2. 行为方面

有的同学出现逃避或者回避心理，变得消极慵懒、依赖家人、行为能力退化、抑或出现敌对与攻击的行为，尤其发生争执矛盾时。有些同学还出现无助与自怜的行为，甚至恐慌自己的生命安全，严重者出现物质滥用行为。

3. 生理方面

有的同学因情绪异常或者不敢和同学一起玩耍，缺乏户外活动，导致食欲减退，肠胃不适，还有同学因为体能下降，易疲劳发抖、双腿乏力、坐立不安、睡眠变差等。

二、案例处置

（一）案例处置经过

班主任老师在发现学生身体出现不适之后立即送医救治并进行心理辅导，及时告知家长，同家长一起解决学生应激行为；在恢复正常教学秩序后，部分同学在看到身边同学生病后产生恐慌情绪，班主任及时召开整个班级的班会，向全体同学说明原因，并邀请医务室的专业医师向学生说明生病学生生病原因和传播方式，告诫同学们不要产生无畏的恐慌，不信谣、不传谣；同时停止继续饮用剩余的豆奶粉。

4月9—15日国家卫生部和辽宁省卫生厅共同组成联合调查组，组织食品卫生、流行病学、食品加工工艺、理化和微生物检验及临床医学等方面的专家对某市某区所属的八所小学饮用的中美合资某宝润乳业生产的"高乳营养学生豆奶"引起突发事件的发病情况进行了调查。

联合调查组深入生产现场，检查生产车间、生产设备，查阅产品配方及生产工艺，对原料、成品和包装材料进行了采样检验。邀请卫生部派遣临床医学专家和省内医学专家到某市中心医院、某市中医院和某市广济医院等三家医院详细了解救治情况，对临床检验结果和诊断进行了分析；对仍然住院及复诊的病人进行了多学科的联合会诊，就有关技术问题查阅了国内外有关的文献资料，咨询国内权威专家，并举行新闻发布会。

（二）案例处置结果

在整个过程中，没有任何同学表现出过度的恐慌，所有同学都全力配合学校的调查和检查。此事过后，学校教学秩序恢复正常，未患病学生解除了紧张情绪，正常参与学校的教学和生活；患病学生在住院治疗后，顺利返校学习，同学们也没有对患病的同学产生排斥情绪，欣然接受患病学生重新进入班级学习，至此该次事件得以圆满解决。

三、案例启示

（一）消除学生的恐慌心理

很多学生对食物中毒引起的肠道疾病一知半解，殊不知食物中毒引起的胃肠道疾病不具有传染性。为此，老师要能够掌握专业的胃肠道疾病相关知识，或在自己不清楚的情况下要邀请专业人士来解释说明，消除部分同学的恐慌，切不可向学生传递非科学、没有依据的信息，这样有可能会引起更大的恐慌。

（二）加强学生食品安全教育

学生一旦对食物中毒有恐慌心理，就会影响学校正常的教学秩序。为了学校公共卫生安全，需要对学生进行安全教育，特别是要加强对学生的食品安全教育。

（三）开展校园应激预防教育

应激教育应该作为学校安全教育的一项重要组成部分，不断向学生进行灌输，进而减少或消除应激带来的负面影响，减轻学生相关负担，让学生健康快乐学习和成长。

第三节　应激反应的种类

一、根据应激强度分类

（一）根据应激事件严重程度分类

1. 重大应激事件：如至亲亡故、严重创伤以及火灾、地震、洪水等灾难。

2. 比较重要或影响较大的事件：如移民、生病住院、受到暴力、经常被别人欺负或被攻击、自己珍爱的东西丢了。

3. 一般应激事件：如上小学/初中、换老师和班级、搬迁新居、外地旅游、参加考试、被家长过高要求等。

（二）根据应激事件强度分类

1.适当应激

适当应激反应，是人成长和发展的必要条件。应激可使有机体具有特殊防御排险机能，调动各种力量能使人精力旺盛，以应对紧急情况。

2.过度应激

消极的应激会使学生的活动受抑制或完全紊乱，甚至发生感知记忆的错误，表现出不适应的反应。过度的心理应激会破坏个体心理平衡状态，产生心理问题。

应激强度分类如图11-3所示：

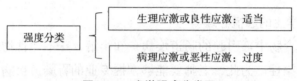

图11-3　应激强度分类图

二、根据应激源分类

（一）根据应激源属性分类

根据应激属性分类，可将应激事件按来源属性分为四类：

1.物理性应激源，如冷、热、噪声、外伤等。

2.生物性应激源，如细菌、病毒的感染和疾病等。

3.心理性应激源，如人际关系方面的矛盾和冲突、学习的压力、创伤事件的回忆或预感等。

4.社会性应激源，如政治动乱、失学、亲朋的伤亡等。

（二）根据应激源来源分类

1.家庭应激

学生遭受的家庭应激事件具体概括为以下这些方面：迁入新居、父母调动工作、亲友患重病或死亡、父母一方受到家暴、父母遇到经济困难、父母离婚或分居、母亲怀孕等。

2.学校应激

由于学生主要以学校和家庭为其生活空间，家庭应激与学校应激并不泾渭分明，两者常常交织在一起。比如，家长过分关心子女的学习分数，为其子女制订过高的学习目标，导致学生学业负担过重。部分教师因为教育教学工作缺乏家长支持和家长对他们态度恶劣而感到有压力，教师的这种压力则以不同方式增加了学生的应激。

3. 社会应激

严重的自然灾害、交通事故等。

三、根据应激反应分类

当个体经认知评价而察觉到应激源的威胁后，就会引起心理与生理的变化，分为心理应激和生理应激。这种反应是应激的表现形式，也是其客观测量的指标。

应激反应按性质分类如图11-4所示：

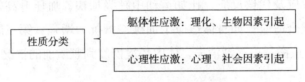

图11-4 应激反应按性质分类图

（一）应激引起的心理反应

1. 心理应激种类

积极的心理反应是指适度的皮层唤醒水平和情绪唤起。这种反应有利于机体对传入信息的正确认知评价、应对策略的抉择和应对能力的发挥。

消极的心理反应是指过度唤醒（焦虑）、紧张、过分的情绪唤起（激动）或低落（抑郁）等。这种反应妨碍个体正确的评价现实情境、选择应对策略和发挥应对能力。

2. 心理应激分期

一般的顺序是惊叫、否认、侵入、不断修正、结束。影响变动的因素有事件发生前对应激程度及持续时间的预期、个人经历及性格类型等。

惊叫常发生于未曾预料的事件信息的突然冲击时，可表现为哭泣、尖叫或昏倒；否认则是情绪麻木、概念回避及行为束缚相结合时相，情绪麻木是缺乏正常对刺激作出反应的感觉，概念回避是有意不涉及应激情境的概念，行为束缚是个体活动范围变窄，表现为专心致志地从事一般的重复动作而不顾周围；侵入是应激性事件的直接或信号性行为以及自发的观念性或情感性折磨再现，包括有关应激事件的梦魇或由其他事件而派生的吃惊反应；不断修正是机体动员应对机制适应的过程，若应对成功就进入结束，如受阻或未获成功则可能转入病态。

临床上最常见的是否认与侵入两个时相，其余时相可以不出现或不明显，时相顺序也可以变换。对应激的反应并不都属异常，只是在反应过度时才属病理性的。

（二）应激引起的生理反应

1. 生理应激原则

心理应激的神经、内分泌后果是因人而异的（与所处情境、社会角色、群体中的地位相关）。

2. 生理应激阶段

生理性应激反应及其恢复过程称为生理应激，它包括三个阶段：第一阶段对刺激产生直接反应及代偿反应，比如运动中呼吸加快，血压升高等；第二阶段是对刺激部分出现全适应，如身体适应了训练，抵抗力增强；第三阶段是刺激停止后的恢复过程，应激反应逐渐消失，体内环境恢复到刺激前的情况。

四、根据心理危机发展过程分类

根据心理问题的发展过程分类，将中小学生的心理危机分为如下五大类别：

（一）急性应激障碍

急性应激反应即急性应激障碍（ASD），是指在遭受到急剧、严重的精神创伤性事件后数分钟或数小时内所产生的一过性的精神障碍，一般在数天或一周内缓解，最长不超过1个月。ASD在各个年龄阶段均可发生，临床上主要表现为具有强烈恐惧体验的精神运动性兴奋或者精神运动性抑制甚至木僵，症状往往历时短暂，预后良好，缓解完全。

（二）急性应激性精神病

急性精神障碍是典型的心因性障碍，病前有明确的精神创伤或应激性生活事件，起病常比较急骤，经过适当治疗措施，病情很快好转，恢复健康，预后良好。如果无精神打击，不会再度复发，达到终身痊愈的满意疗效，一般视为"良性心理疾病"。

（三）创伤后应激障碍

创伤后应激障碍指儿童遭受严重的创伤性体验后出现的持续性焦虑和无助感状态，发生率约为8%，女性约是男性的2倍，其中约1/3的可持续至成年期。具有强烈的恐惧和无助感，症状通常在创伤事件发生一个月后出现，表现为：

1. 闯入体验。不可控制地回想创伤经历，反复做创伤性内容的梦，反复产生错觉或幻觉重现创伤事件经历，有"触景生情"式的精神痛苦。

2. 过度警觉。难入睡或易惊醒，注意力集中困难，易激惹，遇到与创伤事件相似场合或事件时情绪反应激烈。

3. 持续回避。极力试图忘却创伤性经历，避免接触可能引起痛苦回忆的活动或场所，反应迟钝，与人疏远。

（四）持久性心因反应

心因性疾病是指由心理原因导致的躯体和精神症状。比如：有一些被工作忙的爸妈忽略的孩子，他们会通过生病来获取一些利益，比如说生病就可以不用上学，请假在家，有亲人的照顾和关心。他们的身体就会记住了这样的方式，当感觉到被忽略时，他们身体先行，自发性地生病，获取亲近的人的关心。也许连他们自己都意识不到。

（五）适应性障碍

适应性障碍，主要以情绪障碍为主，它的表现形式多样，这与年龄有某些联系。情绪症状如焦虑、抑郁以及与之有关的躯体症状都可出现，但达不到焦虑或抑郁症的诊断标准。

第四节　干预原则和方法

一、应激干预原则

（一）运用医学、心理学、教育学等多学科的理论和方法，根据中小学生的身心发育规律和特点，有针对性地进行训练和教育。

（二）培养中小学生健康的心理、情绪和良好的社会适应能力，减少不良应激事件带来的危害，为成年期的健康奠定良好基础。

（三）以预防为主，做到早发现、早干预、早治疗各种应激问题。

（四）普及心理卫生知识，促进家庭、学校和社会间密切配合，为中小学生创造良好的身心发展环境，减少或消除不良因素。

二、应激实施准则

（一）中小学生心理危机的识别体系

中小学生的心理危机是可以被识别和预防的，这有赖于心理危机识别与干预体系的建立，依托以下三大途径进行：

1. 班主任和心理委员的日常观察

班主任与心理委员是学校中与学生接触最频繁的群体，能及时发现学生的异常心理，纳入学生心理危机预警库。

2. 学校的普查

通过学校的心理普查能够筛选出有严重心理问题或心理障碍（如抑郁症、焦虑症、恐惧症等）的学生，发现有明显性格异常（如极度偏执、抑郁等）的学生，纳入学生心理危机预警库。

3. 心理教师的辅导工作

中小学心理辅导教师通过学校常规的心理辅导也可以有效地识别中小学生的异常心理，纳入学生心理危机预警库。

学校通过以上途径发现异常心理的学生，组织心理教师（学校心理评估小组）对相关学生进行进一步的个别心理辅导和评估，最后根据其严重程度来确定心理危机级别，建立学校心理危机预警库。

（二）中小学生心理危机干预体系

根据学生心理危机的严重程度分别采取不同的干预措施。

1. 一般心理危机的学生

对于这类学生，给予一般关注即可。采取班级、年级的二级跟踪制。在各年级中，由班主任与心理教师定期进行辅导沟通，其他任课教师保持一定关注度；在班级中，由心理委员提供同伴心理互助支持，及时了解这类学生的情绪及行为变化，与班主任及心理教师保持沟通，有情况变化及时上报学校心理辅导室。

2. 严重心理危机的学生

对于这类学生，需给予重点关注。这部分学生在经过学校评估，认为其存在严重心理危机的可能后，需马上上报学校学生管理处进行备案，并及时联系其家长到校，告知其学生的心理状态及风险，建议家长带着学生去专业机构接受诊断。

当确认治疗后能坚持学习的，由学校与家长签订监护承诺，要求家长确实履行好监护责任，比如确保学生接受治疗，保证按时服药等。实行学校、年级、班级三级跟踪关注并提供心理支持。

当确认心理危机进一步升级，学生已不能正常学习时，立即对学生采取监护，联系家长立即到校，告知风险，建议接受专业机构诊断与治疗并办理安全责任移交。

3. 重大心理危机的学生

重大心理危机的学生，即患有严重心理障碍或精神分裂症并已确诊，自杀未遂或有自杀倾向的学生，重点警戒。这部分学生属于心理高危群体，随时有可能发生心理极端事件。

（1）对处于精神疾病急性发作的学生，或有自杀倾向的学生：先由学生管理处负责立即将该生转移到安全环境，并成立监护小组对该生实行24小时全程监护，确保该生人身安全，同时通知家长到校。立即报告学校心理辅导室，对该生的心理状况进行评估或请专家会诊，并提供书面意见。

经评估认为该生住院治疗有利于其心理康复的，立即通知家长将该生送至专业精神卫生机构治疗。经评估认为该生回家休养有利于其心理康复的，则立即通知家长将该生带回家休养治疗。

（2）对实施了自杀行为的学生，要立即送到最近的医疗机构实施紧急救治。同时，及时保护、勘查、处理现场，防止事态扩散和对其他学生的不良刺激，并请求司法机构协助调查，配合、协调有关部门对事件调查取证。

对于自杀未遂的学生，经相关部门或专家评估，如住院治疗有利于其心理康复的，通知其家长将该生送至专业精神卫生机构治疗。学校及时通报信息，上报上级管理机构，正确应对新闻媒体，防止不恰当报道引发负面影响。

（3）对于有伤害他人意念或行为的学生，由心理教师或班主任及时上报学校学生管理系统，立即采取相应措施，保护双方当事人安全。报告心理辅导室对学生的心理健康状况进行评估或请专业精神卫生机构会诊。根据评估意见进行后续处理。

在学生心理危机干预的后期措施中，要注意的是，当学生因心理问题住院治疗或休学再申请复学时，向学校提供相关治疗的病历证明，经专业精神卫生机构评估确已康复后，可办理复学手续。学生复学后，心理辅导相关教师、班主任等对其定期进行心理访谈。对于有自杀未遂史的复学学生，组织精神卫生专家和心理教师进行定期心理访谈及风险评估，密切监护，确保该生人身安全。

三、应激干预具体做法

（一）学校方面

1. 鼓励学生学会解决应激事件

在现实生活中应激大多是无法避免的，从小教会学生正确认识生活中的挫折事件，懂得应激事件不仅使人感到压力和痛苦，也是对人的一种考验和挑战。

2. 及时干预学生心理应激问题

严重心理应激多伴有恶性事件的发生，必须密切关注，及时与家长沟通，早早介入心理咨询和医生治疗。可根据学生情况告知父母，请学校心理咨询老师介入协同关注教育。在征得家长的同意后，请专业医生介入，确定是否采取继续学习、休学、退学等手段。形成材料，及时报告学校上级主管部门。

3. 采取措施预防校园内应激事件产生

开展学生行为指导，由卫生、教育、心理、精神医学等多学科专业人员密切配合。改变不良教养态度与方式，加强法制教育，禁止虐待学生、歧视缺陷学生等不良行为。早期发现心理问题倾向，采取有针对性的干预措施。

4. 对心理危机高危学生进行重点预防

容易导致自杀的学生高危人群有：性格高危群体，如过于内向、缺乏兴趣爱好、情绪不稳定、偏执等；家庭高危群体，如家庭破裂、生活环境恶劣、家长期望和要求过高、父母专断粗暴、缺少家庭关爱等；学校高危群体，如学业不良、被老师忽视和同伴排斥、成长顺利而初遭挫败、自尊心过强而初受处罚等。遇到多种应激因素或陷入严重应激情境中的学生更是重点援助的对象。

（二）家庭和老师方面

1. 注意保持学生身体健康

家长和教师应该为学生提供有关身体健康的常识并指导学生的日常生活、学习活动和身体锻炼，这种努力能部分减轻学生面临的应激，提高学生的应激应付能力。

2. 指导学生合理安排时间

学生有时可能做事拖拉使自己陷入深度应激状态之中。家长和教师要有意识有目的地帮助和指导学生合理安排时间。一是有助于减轻学生时间紧迫的担忧和消除学生在太短时间里做太多事情的感觉。二是帮助学生缓和拖延，而这种拖延本身就是一种应激增加因素。

3. 指导学生进行合理的自我评价

观察学生的日常生活和学习活动，特别是注意观察学生对于应激的习惯反应，从而可以在学生遇到应激的时候帮助学生把应激的影响力减少到最低程度。

4. 鼓励学生乐于助人

通过帮助其他人做事而摆脱应激状态。在学生年幼时也应该鼓励他们这么做。当学生帮助其他人摆脱困难状态的同时，可以使学生自己习得应付应激的技巧和方法，从而有助于自己摆脱同样应激状态。

5.引导学生倾诉心事

学生有时不会意识到其他人也可能存在同样问题。家长引导学生倾诉心理困扰和内心冲突，指导学生与成人和同伴共同讨论心理问题和内心抉择能够使学生从全新角度看待问题，也有利于学生不良情绪情感的宣泄。

6.帮助学生制订恰当的目标

当成人为学生制订过高的学习目标或生活目标，以致学生根本无法达到这些目标时，学生会因为成就感无法满足或遭受持久的挫折感而充满烦恼、自卑和焦虑。相反，如果家长为学生制订的目标较低，就容易挫伤学生的积极性和主动性，降低学生的成就感，从而使学生陷入深深的应激之中。

7.树立合理的应激观

对于一部分学生来说，持续的应激可能具有挑战性，可以促使他们思考和促进他们完成任务。但对绝大多数学生来说，应激有消极作用，会削弱学生的适应能力。所以，家长自己树立合理正确的应激观是帮助学生摆脱应激的基本前提。

（刘懿卿　吴　明　丁秋丽）

第十二章 个体防护与消毒

有效预防传染病流行，关键在于控制传染源、切断传播途径、保护易感人群，防护和消毒的作用就是切断传染病传播途径的最佳措施。

第一节 概 述

控制传染病，做好个体防护，保持环境卫生清洁，维护中小学生的公共卫生安全，是中小学校保持正常教学秩序，维护中小学生健康成长的重要举措。

一、个体防护与个人防护装备

（一）个体防护

是感染和传染控制的重要手段，是预防感染性、传染性疾病疫情扩散的技术措施。

（二）个人防护装备

用于人员对感染性因子或其他有毒有害的因子进行防护的各种屏障用品。

（三）个体防护装备

包括工作帽、口罩、手套、护目镜、防护面屏、防水围裙、隔离衣、防护服、防水靴套、胶靴等。

二、消毒的概念与分类

（一）消毒的概念

消毒是指杀灭或清除传播媒介上病原微生物，使其达到无害化的处理。

（二）消毒的分类

1. 疫源地消毒

疫源地消毒是指对存在或曾经存在传染源的场所进行的消毒。疫源地消毒又分为随时消毒与终末消毒两种。

（1）随时消毒

有传染源存在时对其排出的病原体可能污染的环境和物品及时进行的消毒。

（2）终末消毒

传染源离开疫源地后进行的彻底消毒。

2. 预防性消毒

对可能受到病原微生物污染的物品和场所进行的消毒。

第二节　案例分析

一起学校师生因误照射紫外线引起眼部灼伤事件。

一、案例概述

2004年9月1日，宁波市镇海区某学校发生一起师生暴发眼病事件，当日晚上至次日上午共报告病例171例，经对患者临床诊断和现场流行病学调查，证实为一起学校师生因误照射紫外线灯引起的急性角膜结膜炎。

该学校共有24个班，学生约1200人，教职工53人。据报道，该校新教学楼四个班的162名学生和9名教师于当日晚上至次日上午感觉到不同程度的眼部不适和烧灼感。病例的临床症状为结膜充血水肿、眼部流泪畏光。9月2日6时镇海区卫生局接到乡镇卫生院报告，立即组织疾病控制人员赴该校进行现场调查。经调查发现，病例发病时间在9月1日晚上至次日上午；发病的162名学生均集中在四个班，发病的9名教师也均在这四个班授过课；现场发现新教学楼教室内的紫外线灯的开关与普通日光灯的开关设在一起，且无明显的区别标志；据师生回忆，这四个班均有在当天上课时开紫外线灯的情况，打开时间分别为40分钟到120分钟不等；其他教室均未开过紫外线灯或一过性打开后立即关闭，学生和授课教师均未出现类似症状。由此确定该起事件为学校师生因误照射紫外线灯引起的急性角膜结膜炎。

二、案例处置

事件发生后有关部门立即组织区级医疗单位的眼科医生赴学校，为患病学生、老师进行诊治，配发了氧氟沙星滴眼液和贝复舒滴眼液等。

要求校方对紫外线灯开关进行改造，紫外线灯开关要设置在学生不易触摸到的位置，并有明显标记。

加强学校消毒等管理工作，做到学校消毒工作要专人负责，在教室无人时方可开启紫外线灯进行消毒。

三、案例启示

（一）加强学校预防性消毒管理，减少或杜绝因操作不规范而影响学生健康的事件发生。学校新建教学楼在竣工验收时应该有卫生部门参与，消毒紫外线灯开关这类专业问题就会得到相应的指导，不会出现紫外线灯开关与日光灯开关放在一起误开的问题。

（二）重视学生公共卫生安全教育，增强学生自我健康保护能力。在学校开设健康教育课的过程中，要讲消毒基本知识和方法的内容，避免紫外线灯等伤人事件的发生。

（三）加强校园环境建设，增强学校公共卫生安全意识。消毒是一份比较专业的工作，学校应有专人负责，确保学生在安全环境下学习成长。

第三节　常用消毒产品与防护用品

一、常用消毒剂

（一）醇类消毒剂

1. 有效成分

乙醇含量为70%～80%（体积/体积），含醇手消毒剂＞60%（体积/体积），复配方产品可依据产品说明书。

2. 应用范围

主要用于手和皮肤消毒，也可用于较小物体表面的消毒。

3. 使用方法

（1）卫生手消毒。均匀喷雾手部或涂擦揉搓手部1～2遍，作用1分钟。

（2）外科手消毒。擦拭2遍，作用3分钟。

（3）皮肤消毒。涂擦皮肤表面2遍，作用3分钟。

（4）较小物体表面消毒。擦拭物体表面2遍，作用3分钟。

（二）含氯消毒剂

1. 有效成分

以有效氯计，含量以毫克/升或%表示，漂白粉≥20%，二氯异氰尿酸钠≥55%，84消毒液依据产品说明书，常见为2%~5%。

2. 应用范围

适用于物体表面、织物等污染物品以及水、果蔬和食饮具等的消毒。次氯酸消毒剂除上述用途外，还可用于室内空气、二次供水设备设施表面、手、皮肤和黏膜的消毒。

3. 使用方法

物体表面消毒时，使用浓度 500毫克/升；疫源地消毒时，物体表面使用浓度1000毫克/升，有明显污染物时，使用浓度 10000毫克/升；室内空气和水等其他消毒时，依据产品说明书。

（三）二氧化氯消毒剂

1. 有效成分

活化后二氧化氯含量≥2000毫克/升，不需要活化产品依据产品说明书。

2. 应用范围

适用于水（饮用水、医院污水）、物体表面、食饮具、食品加工工具和设备、瓜果蔬菜、医疗器械（含内镜）和空气的消毒处理。

3. 使用方法

物体表面消毒时，使用浓度 50~100毫克/升，作用10~15分钟；生活饮用水消毒时，使用浓度1~2毫克/升，作用5~30分钟；医院污水消毒时，使用浓度20~40毫克/升，作用30~60分钟；室内空气消毒时，依据产品说明书。

（四）过氧化物类消毒剂

1. 有效成分

过氧化氢消毒剂：过氧化氢（以 H_2O_2 计）质量分数 3%~6%。过氧乙酸消毒剂：过氧乙酸（以 $C_2H_4O_3$ 计）质量分数 15%~21%。

2. 应用范围

适用于物体表面、室内空气消毒、皮肤伤口消毒、耐腐蚀医疗器械的消毒。

3. 使用方法

（1）物体表面。0.1%~0.2%过氧乙酸或 3%过氧化氢，喷洒或浸泡消毒作用时间30分钟。

（2）室内空气消毒。0.2%过氧乙酸或 3%过氧化氢，用气溶胶喷雾方法，用量按10~20毫升/立方米（1克/立方米）计算，消毒作用60分钟后通风换气；也可使用 15%过氧乙酸加热熏蒸，用量按 7毫升/立方米计算，熏蒸作用 1~2小时后通风换气。

（3）皮肤伤口消毒。3%过氧化氢消毒液，直接冲洗皮肤表面，作用3~5分钟。

（4）医疗器械消毒。耐腐蚀医疗器械的高水平消毒，6%过氧化氢浸泡作用120分钟，或0.5%过氧乙酸冲洗作用10分钟，消毒结束后应使用无菌水冲洗去除残留消毒剂。

（五）含碘消毒剂

1. 有效成分

碘酊：有效碘18~22克/升，乙醇 40%~50%。

碘伏：有效碘2~10克/升。

2. 应用范围

碘酊：适用于手术部位、注射和穿刺部位皮肤及新生儿脐带部位皮肤消毒，不适用于黏膜和敏感部位皮肤消毒。

碘伏：适用于外科手及前臂消毒，黏膜冲洗消毒等。

3. 使用方法

（1）碘酊。用无菌棉拭或无菌纱布蘸取本品，在消毒部位皮肤进行擦拭 2 遍以上，再用棉拭或无菌纱布蘸取 75%医用乙醇擦拭脱碘。使用有效碘18~22毫克/升，作用时间 1~3分钟。

（2）碘伏。外科术前手及前臂消毒应在常规刷手基础上，用无菌纱布蘸取使用浓度碘伏均匀擦拭从手指尖擦至前臂部位和上臂下1/3部位皮肤；或直接用无菌刷蘸取使用浓度碘伏从手指尖刷手至前臂和上臂下1/3部位皮肤，然后擦干。使用有效碘2~10克/升，作用时间3~5分钟。

（3）黏膜冲洗消毒。含有效碘250~500毫克/升 的碘伏稀释液直接对消毒部位冲洗或擦拭。

（六）含溴消毒剂

1. 有效成分

溴氯-5，5-二甲基乙内酰脲，质量分数 92%~95%，有效卤素（以Cl 计）质量分数 54%~56%。

1，3-二溴-5，5-二甲基乙内酰脲，质量分数 96%～99%，有效溴（以 Br 计）质量分数 107%～111%。

2. 应用范围

适用于物体表面的消毒。

3. 使用方法

物体表面消毒常用浸泡、擦拭或喷洒等方法。溴氯-5，5-二甲基乙内酰脲总有效卤素200～400毫克/升，作用15～20分钟；1，3-二溴-5，5-二甲基乙内酰脲有效溴400～500毫克/升，作用10～20分钟。

（七）酚类消毒剂

1. 有效成分

依据产品说明书。

2. 应用范围

适用于物体表面和织物等消毒。

3. 使用方法

物体表面和织物用有效成分1000～2000毫克/升擦拭消毒15～30分钟。

（八）季铵盐类消毒剂

1. 有效成分

依据产品说明书。

2. 应用范围

（1）适用于环境与物体表面（包括纤维与织物）的消毒。

（2）适用于卫生手消毒，与醇复配的消毒剂可用于外科手消毒。

3. 使用方法

（1）物体表面消毒。无明显污染物时，使用浓度 1000毫克/升；有明显污染物时，使用浓度 2000毫克/升。

（2）卫生手消毒。清洁时使用浓度 1000毫克/升，污染时使用浓度2000毫克/升。

二、常用消毒器械

（一）紫外线灯（紫外线消毒车/紫外线消毒箱）

1. 使用要求

（1）用于消毒的紫外线灯在电压为220伏、环境相对湿度为60%、温度为20℃时辐射波长为253.7纳米，紫外线强度（使用中的强度）应不低于70微瓦/平方厘米。

（2）空气消毒可采用悬吊式或移动式直接照射消毒。灯管吊装高度一般距地面1.8～2.2米。安装紫外线灯的数量为平均≥1.5瓦/立方米，照射时间≥30分钟。

（3）紫外线消毒物体表面时，有效距离不超过1米。

2. 具体方法

（1）空气消毒。在室内无人的状态下，关闭门窗，保持室内环境清洁干燥，每次照射时间1小时，并做好登记，记录项目包括消毒时间、消毒地点、照射时间、累计时间、清洁（更换）灯管情况、执行人等。

（2）物体表面消毒。使照射表面充分暴露于紫外线。有效距离在1米以内，照射时间≥30分钟，且两面均应受到照射。

（二）循环风空气消毒机

空气消毒机又称为空气消毒器，是指对空气消毒杀菌的机器，可以杀灭或去除空气中的细菌、病毒、真菌孢子等病原微生物。有的机型还能去除室内空气中的甲醛、苯酚等有机污染气体，杀灭或过滤花粉等过敏原，以及去除烟味、不良气味等。

根据消毒杀菌的原理，空气消毒机可以分为采用化学因子消毒的空气消毒机，如二氧化氯消毒机、臭氧空气消毒机等；采用物理因子消毒的空气消毒机，如紫外线空气消毒机、等离子体空气消毒机、纳米光催化空气消毒机、静电吸附空气消毒机。

循环风消毒机是专门为人机共处环境所设计的，其优势及特点是可以在有人的情况进行消毒杀菌，且在消毒时无气味、无辐射线，不腐蚀设备。

循环风空气消毒机具有高效、方便、安全、不残留毒性、不污染环境等优点，可在有人状态下连续使用。应对新发呼吸道传染病时，循环风空气消毒机适用于预防性消毒以及传染病患者所处环境的空气随时消毒。

（三）常量喷雾器

1. 手动常量喷雾器

手动常量喷雾器通常分为背负式、直式手提和手提式三种。多用于新发呼吸道传染病小型公共场所的预防性喷洒消毒和终末喷洒消毒。

2. 蓄电池常量喷雾器

与手动常量喷雾器相比，其优势在于动力更充沛，药液喷洒更远、更高、更稳定。主要为背负式和直式手提两种。多用于新发呼吸道传染病中型公共场所的预防性喷洒消毒和终末喷洒消毒。

3. 机动常量喷雾器

机动常量喷雾器是以柴油机或汽油机作为动力件，是目前应用最为广泛的常量喷雾器。机动常量喷雾器同样设有动力调节模块和雾粒调节器，其优势在于功率高、续航时间长、作用稳定，多用于新发呼吸道传染病大型公共场所的预防性喷洒消毒和终末喷洒消毒。

（四）气溶胶喷雾器

主要运用于对空间进行消毒操作，其产生的雾滴粒径为6~50微米，可长时间悬浮于空气中，一般多用于有空气或飞沫污染风险情况下的疫源地现场的空气喷雾消毒。

1. 蓄电池气溶胶喷雾器

2. 交流电动气溶胶喷雾器

3. 机动气溶胶喷雾器

（五）过氧化氢终末消毒机

1. 过氧化氢终末消毒机

是一种新型消毒设备，通过物理作用将过氧化氢以气体、蒸汽、气雾等形式发生后进行环境消毒的系统。目前主要的作业原理分为汽化设备及雾化设备，汽化设备又分为HPV系统和VHP系统两类，雾化设备主要是指aHP系统。

2. 应用范围

HPV微冷凝技术的过氧化氢终末消毒机多用于应对新发呼吸道传染病疫情时小型密闭环境的消毒，如床边隔离单元、安全柜、小型实验室、传递仓、静脉配置中心隔离病房、救护车等对象。

VHP过氧化氢终末消毒机多用于应对新发呼吸道传染病疫情时BSL-3/4实验室、保护性隔离病房、洁净手术室等对象消毒。

aHP过氧化氢终末消毒机系统适于应对新发呼吸道传染病疫情时，对环境要求较低区域的快速消毒，如患者家庭、小型会场、教室等。

三、集中空调使用与消毒要求

（一）使用原则

1. 在疫情防控期间集中空调通风系统原则上暂停使用，人员密集场所暂停使用集中空调通风系统。

2. 采用全新风方式运行的集中空调，以及风机盘管加新风，能确保各房间独立通风的空调系统可以继续运行使用。

3. 继续使用中的集中空调通风系统的单位及企业在每天生产或工作结束后进行空气和环境清洁消毒；每周对运行的集中空调通风系统的开放式冷却塔、过滤网、过滤器、净化器、风口、空气处理机组、表冷器、加热（湿）器、冷凝水盘等设备或部件进行清洗、消毒或更换；告知在集中空调通风系统楼宇或场所活动的人员，佩戴口罩，勤洗手，做好个人防护。

4. 无自然通风条件的、需运行集中空调通风系统的交通建筑及交通工具除了要做到上述要求外，还需每天至少2次运营结束后进行空气和环境清洁消毒；每天对集中空调通风系统的设备或部件进行卫生检查，每周至少进行1次清洗、消毒或更换；应采取体温监测措施。

（二）使用方法和消毒

学校和一般的医疗机构应暂停使用集中空调通风系统。疫情结束后重新开启前应由具有清洗消毒资质的专业机构对集中空调通风系统清洗消毒或更换1次部件。

对于必须开启集中空调通风系统的医疗机构，应关小或完全关闭回风阀，全开新风阀，以提高系统的新风量，同时开启相应的排风系统，并在空调回风口安装纳米或高强度紫外线灯等集中空调通风系统消毒装置。加强对集中空调通风系统的清洁消毒，每月及疫情结束后清洗消毒或更换1次部件。

四、防护用品

（一）口罩

1. 日常防护型口罩

（1）执行标准。GB/T 32610—2016《日常防护型口罩技术规范》。

（2）主要技术指标。按照防护性能将口罩的防护效果由高到低分为4级。

（3）主要特点。保暖，对颗粒物有一定的过滤效果。

（4）适用情形。普通人群在日常生活中空气污染环境下滤除颗粒物。

2. 颗粒物防护口罩（图12-1）

（1）执行标准。GB 2626—2006《呼吸防护用品自吸过滤式防颗粒物呼吸器》。

（2）主要技术指标。此类产品按过滤性能分为KN类和KP类。

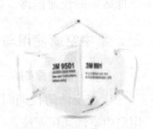

图12-1　颗粒物防护口罩

（3）主要特点。防护对象包括粉尘、烟、雾和微生物等各类颗粒物。

（4）适用情形。防护对象包括粉尘、烟、雾和微生物等各类颗粒物。

3. 一次性使用医用口罩（图12-2）

（1）执行标准。医药行业标准YY/T 0969—2013《一次性使用医用口罩》。

（2）主要技术指标。对细菌过滤效率≥95%，通气阻力≤49帕/平方厘米，不要求对血液具有阻隔作用，也无密合性要求，因此对致病性微生物的防护作用比较有限。

（3）主要特点。对细菌过滤。

（4）适用情形。适用于医护人员一般防护，仅用于普通医疗环境佩戴，一次性使用。

4. 医用外科口罩（图12-3）

（1）执行标准。医药行业标准YY 0469—2011《医用外科口罩》。

（2）主要技术指标。细菌过滤效率≥95%，非油性颗粒过滤效率≥30%；合成血液穿透阻力2毫升，合成血液16.0千帕，内侧不渗透，通气阻力（两侧压力差）≤49帕/平方厘米。

（3）主要特点。防细菌、防血液、体液喷溅。

（4）适用情形。适用于临床医护人员在有创操作等过程中佩戴，一次性使用。

5. 医用防护口罩（图12-4）

（1）执行标准。GB 19083—2010《医用防护口罩技术要求》。

（2）主要技术指标。医用防护口罩分为1级、2级和3级，对非油性颗粒过滤效率分别≥95%、≥99%和≥99.97%。

（3）主要特点。过滤空气中的颗粒物，阻隔飞沫、血液、体液、分泌物等，包括各种传染性病毒等。

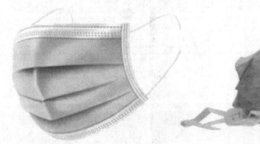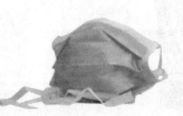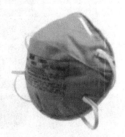

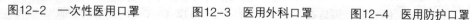

图12-2　一次性医用口罩　　　　图12-3　医用外科口罩　　　图12-4　医用防护口罩

（4）适用情形。适用于医疗工作环境下，过滤空气中的颗粒物，阻隔飞沫、血液、体液、分泌物等，包括各种传染性病毒等。

6. 国外防护口罩

多数发达国家都很重视防护口罩的研制和生产，尤其是欧美和日本等国家都各自制定防护口罩标准，一般都分为医用、工业和民用防护口罩，且分别制定出标准。

（二）防护服

1. 隔离衣（图12-5）

（1）主要特点对血液、体液分泌物等有一定的阻隔作用，面料应能阻止轻微液体的渗透，袖口应为弹性收口。

适用情形。远距离（＞1米）接触有可疑相关症状的患者、短时间近距离接触有可疑相关症状的患者、对密切接触者观察等。

2. 普通防护服

主要特点。对颗粒物有较好的过滤效率，对血液、体液、分泌物等无阻隔作用，并且没有抗液体渗透性能。

适用情形。短时间接触有可疑相关症状的患者。

3. 医用一次性防护服（图12-6）

（1）型号示例。杜邦TMTYVEK、特卫强、医用一次性防护服医疗款和普通胶条款或药品监管局认定的其他符合要求的医用防护服。

（2）执行标准。《医用一次性防护服技术要求》（GB 19082）的要求。

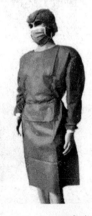

图12-5　隔离衣

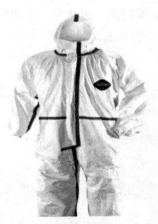

图12-6　医用一次性防护服

（3）主要特点。袖口、脚踝口应为弹性收口，针缝的针眼应密封处理，具有良好的防水、抗血液穿透性能。

（4）适用情形。较长时间接触有可疑相关症状的患者、疑似和确诊呼吸道传染病患者、接触可能产生喷溅的呼吸道传染病患者或进行检测等产生气溶胶操作。

（三）防护面屏或护目镜

1. 护目镜。用于面部皮肤、口鼻、眼的防护。

2. 面屏。面屏是一种面部防护工具，可以保护使用者的面部免受飞溅物质的伤害，分为头盔式面屏和头戴式面屏。面屏也可分为一次性使用和重复使用的。

3. 全呼吸面罩。全面罩是一种过滤式单眼窗个人呼吸器官防护器材，能有效地保护佩戴人员的面部、眼睛和呼吸道免受毒剂的伤害。

4. 动力送风过滤式呼吸器。针对呼吸道传染病有症状的密切接触者、疑似病例、确诊病例进行可能有体液喷溅或产生气溶胶操作时使用。

（四）手套

手套种类很多，有一次性乳胶手套、防穿刺手套、丁腈手套、乳胶耐酸手套、耐油橡胶手套、医用手套、一次性手套等。

（五）胶鞋、鞋套

主要种类有橡胶材质的胶靴和防护靴套。

第四节　消毒方法与效果评价

一、常见污染对象的消毒方法

（一）室内空气

各类生活、学习、工作场所加强通风换气。每日通风不少于3次，每次不少于30分钟。课间尽量开窗通风，也可采用机械排风。如使用空调，应当保证空调系统供风安全，保证充足的新风输入，所有排风直接排到室外。

（二）物体表面

加强物体表面清洁消毒，应当保持场所环境整洁卫生，每天定期消毒并记录。对门把手、水龙头、楼梯扶手、宿舍床围栏、室内健身器材等高频接触表面，可用有效氯250～500毫克/升的含氯消毒剂进行擦拭，也可采用消毒湿巾进行擦拭。

（三）餐（饮）具

加强餐（饮）具的清洁消毒，餐（饮）具应当一人一具一用一消毒，建议学生自带餐具，餐（饮）具去残渣、清洗后，煮沸或流通蒸汽消毒15分钟；或采用热力消毒柜等消毒方式；或采用有效氯250毫克/升的含氯消毒剂浸泡30分钟，消毒后应当将残留消毒剂冲净。

（四）卫生洁具

卫生洁具可用有效氯500毫克/升的含氯消毒剂浸泡或擦拭消毒，作用30分钟后，清水冲洗干净。

（五）洗手设施

确保学校洗手设施运行正常，中小学校每40～45人设一个洗手盆或0.6米长盥洗槽，并备有洗手液、肥皂等配备速干手消毒剂，有条件时可配备感应式手消毒设施。

（六）垃圾

加强垃圾分类管理，及时收集清运，并做好垃圾盛装容器的清洁，可用有效氯500毫克/升的含氯消毒剂定期对其进行消毒处理。

（七）手卫生

严格落实教职员工及学生手卫生措施。餐前、便前便后、接触垃圾后、外出归来、使用体育器材、学校电脑等公用物品后、接触动物后、触摸眼睛等"易感"部位之前、接触污染物品之后，均要洗手，洗手时应当采用洗手液或肥皂，在流动水下按照正确洗手法彻底洗净双手，也可使用速干手消毒剂揉搓双手。

（八）消毒剂的管理

妥善保管消毒剂，标识明确，避免误食或灼伤。实施消毒处理时，操作人员应当采取有效防护措施。

（九）七步洗手法（图12-7）

第一步（内）：洗手掌 流水湿润双手，涂抹洗手液（或肥皂），掌心相对，手指并拢相互揉搓；

第二步（外）：洗背侧指缝 手心对手背沿指缝相互揉搓，双手交换进行；

第三步（夹）：洗掌侧指缝 掌

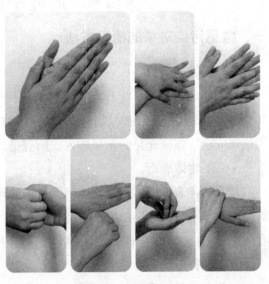

图12-7 七步洗手法

心相对，双手交叉沿指缝相互揉搓；

第四步（弓）：洗指背　弯曲各手指关节，半握拳把指背放在另一手掌心旋转揉搓，双手交换进行；

第五步（大）：洗拇指　一手握另一手大拇指旋转揉搓，双手交换进行；

第六步（立）：洗指尖　弯曲各手指关节，把指尖合拢在另一手掌心旋转揉搓，双手交换进行；

第七步（腕）：洗手腕、手臂　揉搓手腕、手臂，双手交换进行。

二、消毒效果评价

必要时应及时对物体表面、空气和手等消毒效果进行评价，由具备检验检测资质的实验室相关人员进行。

（一）物体表面

按GB 15982—2012《医院消毒卫生标准》附录A进行消毒前后物体表面的采样，消毒后采样液为相应中和剂。

消毒效果评价一般以自然菌为指标，必要时，也可根据实际情况，用指示菌评价消毒效果，该指示菌抵抗力应等于或大于现有病原体的抵抗力。以自然菌为指标时，消毒后消毒对象上自然菌的杀灭率≥90%，可判为消毒合格；以指示菌为指标时，消毒后指示菌杀灭率≥99.9%，可判为消毒合格。

（二）室内空气

按GB 15982—2012《医院消毒卫生标准》附录A进行消毒前后空气采样，消毒后采样平板中含相应中和剂。消毒后空气中自然菌的消亡率≥90%，可判为消毒合格。

（三）工作人员手

按GB 15982—2012《医院消毒卫生标准》附录A进行消毒前后手采样，消毒后采样液为相应中和剂。消毒后手上自然菌的杀灭率≥90%，可判为消毒合格。

（银　燕　刘懿卿）

第十三章　中小学生健康素养的提升

健康素养是健康不可或缺的决定因素。儿童少年健康素养水平，直接关系到家庭的幸福、国家的安全、民族的未来。

第一节　概　述

公民是自己健康的第一责任人。每个人都应树立和践行对自己健康负责的健康管理理念，主动学习健康知识，形成健康行为习惯，提高健康素养。

一、健康素养

健康素养是指个体具有获取和理解基本的健康信息和服务，并运用这些信息和服务做出正确判断和决定，以维护并促进自己健康的能力。

世界卫生组织把健康素养作为公共卫生、健康教育与健康促进等医疗卫生工作效果的重要评价指标之一，与平均期望寿命、孕产妇死亡率、婴儿死亡率综合健康指标一样，作为衡量国民健康水平的重要参考指标。

二、提升健康素养的意义

提升公众健康素养，可以促进人们树立科学的健康观，提升健康知识水平、自我保健能力和健康问题的应对能力，最终提升全民健康水平和生命质量。

儿童少年正处在人生发展和各种行为形成塑造的重要时期，其健康素养与健康危险行为的形成密切相关，较低健康素养的儿童少年更易发生吸烟等健康危险行为、肥胖、其他问题行为（如侵犯他人等）。儿童少年是新媒体使用的重要人群，面对媒体中错综复杂、真假难辨的健康信息与服务，他们需要具备寻求、判断和应用健康信息与服务的能力。提升儿童少年健康素养就是要引导其树立科学的健康理念，掌握更多的健康知识和自我保健技能，养成有利于健康的行为与生活方式，最终具备维护和促进自身健康的能力，将使其受益一生。

三、健康素养基本知识与技能

2008年1月，原卫生部发布第3号公告《中国公民健康素养——基本知识与技能（试行）》（简称《健康素养66条》），第一次提出了我国城乡居民应具备的66条基本健康知识和健康技能。2015年，原国家卫生和计划生育委员会组织专家对《健康素养66条》进行了重新修订。

（一）树立科学健康理念

科学健康理念是指个人对健康的正确理解、态度和观念。科学健康理念主要包括以下内容：健康不仅仅是没有疾病或虚弱，而是身体、心理和社会适应的完好状态；一旦出现身体或心理不适，要及时就医；个人应对自身和他人的健康责任，珍惜生命，拒绝自杀，远离毒品；人与环境和谐发展，环境与健康息息相关，保护环境，促进健康；提倡疾病的早发现、早诊断、早治疗，做到定期进行健康体检；倡导关爱和社会责任，不歧视病残人员，积极参加无偿献血。

（二）慢性病防治知识与技能

慢性病防治知识与技能是指为了预防控制慢性病的发生发展，个人应该具备的基本慢性病防治知识、技能以及应该养成的健康生活方式和行为。心脑血管疾病、糖尿病、慢性阻塞性肺病和恶性肿瘤等是我国公众面临的主要慢性疾病，患病率高，致死致残率高，严重威胁人民群众的健康安全。

慢性非传染性疾病又称生活方式疾病，主要与不健康的行为与生活方式有关，肥胖、静坐生活方式、身体活动不足、吸烟、过量饮酒、精神长期紧张等都是其危险因素。因此，预防慢性病的关键措施是养成健康行为与生活方式，定期体检，早防早治。

（三）传染病防治知识与技能

传染病防治知识与技能是指为了预防控制传染病的发生和流行，个人应该具备的基本传染病防治知识、技能以及应该养成的健康生活方式和行为。乙肝、结核、艾滋病、血吸虫是我国四种重大传染病。流感、痢疾、麻疹、水痘等都是常见的传染病。蚊子、苍蝇、老鼠、蟑螂均能传播多种传染病。

传染病的流行必须具备三个环节：传染源、传播途径和易感人群。传染源是指携带病原微生物、具有传染性的人或动物。传播途径是指病原微生物感染人的途径，包括经空气、水、食物传播，接触传播，血液或血制品传播，性传播，母婴传播，虫媒传播等。易感人群是指对某种传染病缺乏免疫力，易感染该病的人群。

怀疑自己得了某种传染病，要及时就医。确诊已患某种传染病，要配合医生规范治疗，不要隐瞒病情，不要有病耻感，更不可进行恶意传播。恶意传播疾病不仅是一种极不道德的行为，还是一种违法行为。

预防传染病的主要措施包括接种疫苗，搞好环境卫生，讲究个人卫生，养成良好的卫生习惯，做好自我防护，勤开窗通风，自尊自爱、洁身自好、不性乱，规律作息，加强锻炼与营养，提高抵抗力等。

（四）安全急救知识与技能

安全急救知识与技能是指个人在保护生命安全和应对突发事件方面应具备的基本知识、行为和技能，每个人都应掌握如用药安全、食品安全、道路交通安全以及溺水、煤气中毒、猝死、地震、火灾等突发事件的应对能力。

（五）基本医疗知识与技能

基本医疗知识与技能是指个人在就医及卫生服务利用过程中应具备的医学常识、医患沟通能力及疾病自我管理与康复能力。包括利用卫生政策、卫生服务的能力，科学就医、合理用药行为及自我健康管理等。

科学就医是指就医时能够向医生如实讲述病情，配合医生进行检查，遵医嘱用药，定期复查，在医生指导下做好自我监测。此外，医学是有局限性的，很多疾病是目前医疗水平所不能解决的，应该理性对待诊疗结果，不要盲目地把疾病引发的不良后果简单归咎于医护人员的责任心和技术水平，这也是每个人应该具备的基本医疗素养。

（六）培养健康信息素养

健康信息素养是指个体获取、理解、甄别、应用健康信息的能力。日常生活中，每一个人都应该有意识地关注健康信息。遇到健康问题时，能够积极主动地利用现有资源获取相关信息。对于各种途径传播的健康信息能够判断其科学性和准确性，不轻信、不盲从，优先选择政府、卫生健康行政部门、卫生健康专业机构、官方媒体等正规途径获取健康信息。自觉将正确信息应用于日常生活，维护和促进自身及家人健康。

第二节　案例分析

上海市开展儿童少年跌倒预防控制项目，提升学生健康素养水平的案例。

一、案例概述

全国伤害监测点数据显示，上海市2012年0～14岁儿童中因跌倒死亡占儿童死亡的构成比逐年升高，从2008年的10.67%上升至2011年的23.37%。上海市在4所小学尝试开展了为期三年的跌倒预防控制项目，通过实施综合健康促进干预策略，学生家长跌倒预防知识和能力有所提升，其中跌倒预防知识知晓率由77.53%上升至92.78%，运动伤害预防知晓率由93.60%上升至97.87%，学生家长主动识别环境危险因素的比例从83.32%上升至90.55%，要求孩子佩戴保护装置行为率从32.50%上升至48.55%；学生跌倒发生率从6.15%下降至4.33%；校内主要的致跌危险场所明显改善。

二、案例处置

疾控机构积极与教育部门、体育部门、政府职能机构和非政府组织机构合作，建立工作团队，发挥各类机构的所长，资源共享，编写和制作适合小学生的培训教材和教具、小学生跌倒干预手册、寒暑假手册等发放至各学校，共同设计和举办校园学生跌倒预防宣传活动；完善和改进现有的安全制度，工作小组不定期对学校进行走访，对执行力度欠缺的学校进行指导，加强学校安全制度执行力度；对校园内环境危险因素如运动设施、建筑设施、活动玩耍区以及学校周边区域等进行评估，给予学校指导和建议，尽快改善危险区域环境；改善学校重点运动和娱乐场地，包括体育运动场地改用软质地面、洗手间和开水房铺设防滑地垫、楼道和通道设立警示标志等；体育器械实施维护和保养；利用健康教育课开展生动活泼的安全知识教育活动，如以课堂讨论和多媒体教学等形式，对学校经常发生的楼梯跌倒事故、运动伤害等进行知识和技能教育；通过培训、模拟演练等强化学生和教师人群跌倒预防技能；学校通过家长会、家长联系微信平台等方式，对家长进行教育和宣传咨询；社区卫生服务机构或疾控机构人员对低收入家庭小学生、一年内发生过3次及以上跌倒致伤事件的小学生、因跌倒住院治疗的小学生等重点人群进行家庭访视，评估家庭内危险环境因素，提出建议和改善意见；充分利用政府网站、电视台和健康教育阵地等大众媒体传播速度快、覆盖面广的优势积极进行儿童伤害预防宣传，提高公众对小学生跌倒问题的关注，提高公众意识。

三、案例启示

伤害是儿童少年重要的健康问题。伤害的影响因素广泛，包括儿童所生活地区的社会经济水平，家庭、学校、社区环境因素，以及儿童某些生理、心理和行为特征等。

实施将健康融入所有政策可有效保护儿童少年免受伤害。建立学校–家庭–社区多部门联动机制，加强教育、卫生健康、体育、新闻媒体、非政府组织等部门合作，建设安全健康的教学和生活环境，提供以发展健康技能为目的的健康教育和综合健康服务，可有效降低儿童少年伤害的发生。

第三节　健康素养促进

国家将健康教育纳入国民教育体系。儿童少年的健康教育是提升其健康素养水平的最有效途径。2008年12月教育部颁布《中小学健康教育指导纲要》，明确提出学校健康教育与健康促进目标，即"通过有计划地开展学校健康教育，培养学生的健康意识与公共卫生意识，掌握必要的健康知识和技能，促进学生自觉地采纳和保持有益于健康的行为和生活方式，减少或消除影响健康的危险因素，为一生的健康奠定坚实的基础"。

一、学校健康教育基本内容

《中小学健康教育指导纲要》明确了中小学健康教育内容，包括五个领域：健康行为与生活方式、疾病预防、心理健康、生长发育与青春期保健、安全应急与避险，并根据儿童青少年生长发育的不同阶段，依照小学低年级、小学中年级、小学高年级、初中年级、高中年级五级水平，把五个领域的内容合理分配到五级水平中，五个不同水平互相衔接。

二、学校健康教育方法

学校应当通过学科教学、班会、团会、校会、升旗仪式、专题讲座、墙报、板报等多种形式实施健康教育，普及健康知识、科学健身知识、急救知识和技能，提高学生主动防病的意识，培养学生良好的卫生习惯和健康的行为习惯。

三、创建健康促进学校

健康促进学校是世界卫生组织在全球倡导的学校健康理念，是提高学生健康素养水平和健康水平最有效的措施之一。

（一）健康促进学校的概念

1995年，世界卫生组织在《健康新地平线》一书中首次提出了较为完整的健康促进学校的概念，即通过学校、家长和社区内所在成员的共同努力，为学生提供完整、积极的经验和知识结构，包括设置健康教育课程，创造安全健康的学习环境，提供适宜的健康服务，让家庭和更广泛的社区参与，共同促进学生健康。

健康促进学校具有以下特征：联合卫生和教育行政部门、教师和教师组织、学生、家长、社区领导，共同促进学生和教职员工的健康；建设安全健康的教学和生活环境；提供以发展健康技能为目的的健康教育；提供综合健康服务；实施健康政策，开展健康活动；促进社区卫生工作。

（二）健康促进学校的主要内容

1. 制定明确的学校健康政策

学校应根据有关法律法规，结合学校实际，建立完善一系列涵盖健康教育的组织实施、食品和饮用水安全、禁止吸烟、教学设施设备的卫生管理、常见病防控、急救、传染病防控、突发公共卫生事件应急处置、心理保健、安全管理、体育健身、健康体检等一系列规章制度。

2. 改善学校物质与社会环境

健康促进学校要为学生创造安全、和谐和健康的校园环境，包括物质环境和社会环境。

建筑环境。教室人均面积中学≥1.2平方米，小学≥1.15平方米，有完好的降温和保暖设备。宿舍居室人均使用面积不小于0.3平方米，保证一人一床，上铺应有符合安全要求的防护栏。厕所设有洗手设施，蹲位女生15∶1，男生30∶1，45名学生一个水龙头。运动场所符合《中小学体育器材和场地第1部分：健身器材》编制说明和实施指南要求。

教学环境。课桌椅根据学生身高配备，分配符合率在80%以上。教室布局前排桌椅前缘与黑板应有2米以上距离，各列课桌间应有不小于0.6米宽的纵向走道，教室后应有不小于0.6米宽的横行走道，后排课桌后缘距黑板小学不超过8米，中学不超过8.5米。采光左侧采光，平均照度不低于150lx，黑板平均照度不低于200lx，均匀度不低于0.7。

生活环境。食堂卫生符合《学校食堂与学生集体用餐卫生管理规定》。饮水卫生符合《生活饮用水卫生监督管理办法》《国家学校体育卫生条件试行基本标准》。

校园绿化。绿地设置符合《中小学校设计规范》，学生参加护绿率达100%。

校园安全。学校有安全保卫组织，与当地派出所开展警民共建安全校园活动。做好安全防火管理，确保师生安全。

社会环境。包括建立良好的人际关系、营造彼此尊重的环境、营造校园健康文化、创建校园无烟环境等。

3. 强化社区关系

学校的社区关系是指学校与学生家庭之间，学校与学校所在社区各组织、团体之间的联系。

学校与家庭共建关系。定期、主动与家长进行沟通，提供学生的健康信息，学生在学校的情况、学生的健康观念、态度、基本技能等问题；成立家长委员会，邀请家长参与学校健康政策的制订，提供机会让家长参与到学校健康教育活动中来。

学校与社区共建关系。了解社区可利用资源，善加利用。学校可以提供可开放的场地和资源，为社区服务。学校治安、交通安全、社区美化等问题，学校与社区相互沟通，设法解决。

4. 提高健康技能

学校健康教育作为促进学生健康素养的核心手段，通过课程和多种形式传授健康知识、技能，提高学生的健康素养。

5. 提供教育和改善学生健康服务

学校要为学生提供基本的卫生保健服务，以保障其能够全身心地投入学习，促进身心健康发展。

学校卫生室配置。寄宿制学校必须设立卫生室，非寄宿制学校可视学校规模设立卫生室或保健室。寄宿制学校或600名学生以上的非寄宿制学校应配备卫生专业技术人员，600名学生以下的非寄宿制学校应配备保健教师或卫生专业技术人员。

常见病综合防治。常见病主要包括沙眼与蛔虫病、视力不良、口腔疾病、贫血、营养不良、超重或肥胖以及成年期疾病等。以筛查、监测和健康教育为主要手段，采取针对全体学生和高危学生不同的干预方式，改变学生不良的饮食和生活方式。

重点传染病防控。制定校内传染病疫情处置应急预案，广泛开展突发公共卫生事件宣传教育，建立健全传染病防控制度，完善疫情报告和管理。

伤害预防控制。学校要加强与公安、卫生、宣传等部门合作，建立多部门合作机制，开展综合干预。

心理卫生。学校要将心理健康教育贯穿在学校教育教学活动。开设心理咨询室，进行个体、团体心理咨询与辅导。

青春期教育与性教育。有针对性地开展宣传教育。与家长密切联系，及时发现并解决青春期健康教育中遇到的实际问题。

健康体检。建立和健全每年一次的学生健康体检制度，及时掌握学生生长发育及健康状况。此外，还要做好教职员工的健康体检。

第四节　健康素养的评价

一、成人健康素养评价

健康素养水平是指具备基本健康素养的人在总人群中所占的比例。

2010年，我国开展了健康素养评价指标体系研究。以健康素养概念内涵为理论指导，以《健康素养66条》为评价内容，构建了我国健康素养评价指标体系，并形成标准化的《中国居民健康素养调查问卷》。问卷得分达到总分80%及以上，被判定具备基本健康素养。

通过健康素养标准化问卷的测试，可以从3个角度，系统、深入地分析个体或群体的健康素养水平。一是从总体角度，综合分析个体或群体的健康素养水平；二是以知识、行为、技能为导向，从基本健康知识和理念素养、健康生活方式与行为素养、基本技能素养3个方面，分析个体或群体的健康素养水平；三是以公共卫生问题为导向，从科学健康观素养、传染病防治素养、慢性病防治素养、安全与急救素养、基本医疗素养和健康信息素养6类问题，分析个体或群体的健康素养水平。

从2008年首次在16～69岁居民中开展健康素养监测调查，并发布《中国居民健康素养调查报告》，2008年我国居民健康素养水平为6.48%，即每100个人中仅有6个人具备基本健康素养。此后，我国连续开展居民健康素养水平监测调查，逐步建立起连续、稳定的健康素养监测系统。2012—2019年的连续监测数据显示我国居民健康素养水平呈现逐年提升趋势，全国居民健康素养水平由2012年的8.80%提升到2019年的19.17%。

二、儿童少年健康素养评价

目前尚未建立适用于儿童少年人群的综合性健康素养测评工具。

作为人生长发育的关键阶段，儿童少年在生理、认知以及情感方面具有很强的可塑性，同时儿童少年所处的外部环境是有别于成人生活的环境，所面临的健康问题有所不同，所以健康素养评价的内容和工具也应有所区别，需要有针对性地制定评价工具。世界卫生组织于2004年提出"以健康技能为基础"的学校健康教育课程指南，用于测评学生健康素养状况。我国于2011年发布《中小学健康教育规范》，确立"提高学生健康素养"为教育目标，并给出"评价建议"，但尚未建立相应的评价体系和工具。

（田　丹　刘懿卿　李　慧）

参考文献

[1] 国家卫生健康委办公厅. 国家卫生健康委办公厅关于印发新型冠状病毒防控方案（第七版）的通知.

[2] 国家卫生健康委办公厅. 国家卫生健康委办公厅关于印发新型冠状病毒感染肺炎诊疗方案（第八版）的通知.

[3] 中华预防医学会新型冠状病毒肺炎防控专家组. 新型冠状病毒肺炎流行病学特征的最新认识[J]. 中国病毒病杂志, 2020, 10（2）.

[4] 刘运喜, 索继江, 柴光军. 新型冠状病毒肺炎暴发与大流行的流行病学调查及应对策略[J]. 中华医院感染学杂志, 2020, 30（17）.

[5] 马军. 中小学校新型冠状病毒肺炎防控指南[M]. 北京: 人民卫生出版社, 2020.

[6] 伊赫亚, 李川, 王芃. 全球新型冠状病毒肺炎疫情与早期防控对策[J]. 预防医学, 2020, 32（4）.

[7] 刘懿卿, 卢春明, 孙素梅. 预防新型冠状病毒肺炎宣传手册[M]. 沈阳: 辽宁科学技术出版社, 2020.

[8] 马军. 教育机构防控新型冠状病毒肺炎关键环节[J]. 中国学校卫生, 2020, 41（4）.

[9] 陈翔, 胡志斌. 高等学校新型冠状病毒肺炎防控指南[M]. 北京: 人民卫生出版社, 2020.

[10] 尹明, 胡超, 徐国纲. 冠状病毒肺炎的流行趋势[J]. 中华老年多器官疾病杂志, 2020, 19（3）.

[11] 国家卫生健康委办公厅, 教育部办公厅. 关于印发中小学校和托幼机构新冠肺炎疫情防控技术方案的通知（国卫办疾控函〔2020〕363号）. 2020.

[12] 国务院应对新型冠状病毒感染肺炎疫情联防联控机制. 关于做好新冠肺炎疫情常态化防控工作的指导意见. 2020.

[13] 李玉莲, 蔡益民. 新发呼吸道传染病流行特点及应对策略[J]. 重庆医学, 49（15）.

[14] 宋乐, 江晓静. 新世纪呼吸道传染病流行现状概述[J]. 现代预防医学, 2014, 41（20）.

[15] 王玫, 王梅, 张晓梅, 等. 从学校流感暴发谈呼吸道传染病的预防控制[J]. 中国校医, 2009, 23（6）.

[16] 李有军. 呼吸道传染病预防与控制分析[J]. 大家健康（学术版）, 2016, 10（13）: 20-21.

[17] 戴辉章, 邓玫, 林仙. 中小学生呼吸道传染病的特点及预防策略研究[J]. 疾病监测与控制, 2019, 13（3）.

[18] 《环球时报》、新浪网、百度文库.

[19] 詹思延. 流行病学[M]. 7版. 北京: 人民卫生出版社, 2013.

[20] 杨绍基. 传染病学[M]. 8版. 北京: 人民卫生出版社, 2016.

[21] 刁连东. 疫苗应用与安全问答[M]. 中国医药科技出版社, 2017.

[22] 世界卫生组织. 艾滋病病毒/艾滋病重要事实 [EB/OL]. [2019-11-28]. https://www. who. int/zh/ news-room/fact-sheets/detail/hiv-aids.

[23] UNAIDS. UNAIDS date 2019[EB/OL]. https://www. unaids. org/en/resources/documents/2019/2019- UNAIDS-data.

[24] 李兰娟, 任红. 传染病学（第9版）[M]. 北京: 人民卫生出版社, 2018.

[25] 韩孟杰. 贯彻落实防治艾滋病"十三五"行动计划将艾滋病持续控制在低流行水平[J]. 中国艾滋病性病, 2018, 24（1）: 2-4.

[26] 吴尊友. 中国特色的艾滋病防治策略[J]. 中华疾病预防控制杂志, 2019, 23（8）: 885-888.

[27] 吴尊友. 我国学校艾滋病防控形势及策略[J]. 中国学校卫生, 2015, 36（11）: 1604-1605.

[28] 中华人民共和国国务院办公厅. 国务院办公厅关于印发"十三五"全国结核病防治规划的通知（国办发〔2017〕16号）. 2017.

[29] 中华人民共和国国家卫生和计划生育委员会办公厅, 中华人民共和国教育部办公厅. 关于印发学校结核病防控工作规范（2017版）的通知（国卫办疾控发〔2017〕22号）. 2017.

[30] 成君, 夏愔愔, 刘二勇, 等. 学校结核病突发疫情处置的思考[J]. 中国防痨杂志, 2018, 40（2）: 145-148.

[31] 陶芳标. 儿童少年卫生学[M]. 8版. 北京: 人民卫生出版社, 2017.

[32] 姜潮. 王天宇, 黄志强, 等. 辽宁省突发公共卫生事件应急处置指导手册[M]. 1版. 沈阳: 辽宁科学技术出版社, 2007.

[33] 陈燕清. 病毒性肝炎[M]. 1版. 太原: 山西科学技术出版社, 2015.

[34] 沈军, 赵超. 国内外儿童乙型肝炎疫苗接种策略的差异[J]. 临床肝胆病杂志, 2020, 36（3）: 659-661.

[35] 中央电视台. 经济半小时. 2005.

[36] 国家卫生计生委预防接种工作规范. 中国法制出版社, 2016.

[37] 厦门市卫生健康委员会国家免疫规划疫苗儿童免疫程序及说明（2016年版）.

[38] 国家卫生计生委. 食品药品监管总局疫苗储存和运输管理规范. 中国法制出版社, 2017.

[39] 刁连东. 疫苗应用与安全问答[M]. 北京: 中国医药科技出版社, 2017.

[40] 中华人民共和国疫苗管理法. 中国法制出版社, 2019.

[41] 中国营养学会. 中国居民膳食指南2016[M]. 北京: 人民卫生出版社, 2016.

[42] 杨克敌. 环境卫生学[M]. 7版. 北京: 人民卫生出版社, 2013.

[43] 世界卫生组织. 饮用水水质准则[M]. 4版. 上海: 上海交通大学出版社, 2014.

[44] 世界卫生组织. 饮用水中的营养素[M]. 北京: 人民卫生出版社, 2017.

[45] 中华人民共和国卫生部, 中国国家标准化管理委员会. 生活饮用水卫生标准: GB 5749—2006.

[46] 中华人民共和国生态环境部. 关于发布《中国公民环境与健康素养（试行）》的公告[OL]. http://www. mee. gov. cn/gkml/hbb/bgg/201310/t20131001_261336. htm.

[47] 关大庆. 沈阳市于洪区某学院饮用水污染事故调查[J]. 中国校医, 2014, 28（9）: 645–646.

[48] 现行《中华人民共和国食品安全法》和《中华人民共和国食品安全法实施条例》.

[49] 孙长颢. 营养与食品卫生学[M]. 8版. 北京: 人民卫生出版社, 2017.

[50] 颜文娟, 卫平民, 资海荣, 等. 中国2004—2013年学校食物中毒事件分析[J]. 中国学校卫生, 2015, 36（3）: 455–457.

[51] 潘娜, 郭云昌, 李薇薇, 等. 中国2002—2016年学校食物中毒暴发事件分析[J]. 中国学校卫生, 2017, 38（7）: 1023–1029.

[52] 郝言言, 陶红亮. 中小学生安全与防护系列: 运动伤害[M]. 北京: 人民卫生出版社, 2012.

[53] 沈阳市健康教育中心. 运动与健康[M]. 北京: 中国人口出版社, 2017.

[54] 张玉胜. 昆明踩踏事故再敲校园安全警钟[N]. 人民公安报, 2014–10–2（002）.

[55] 关月玲. 学生意外事故防范[M]. 咸阳: 西北农林科技大学出版社, 2013.

[56] 丁昌田. 学生安全教育与事故预防和应对[M]. 天津: 天津教育出版社, 2018.

[57] 杨路平, 王天宇. 辽海讲坛[M]. 沈阳: 辽宁教育出版社, 2009.

[58] 国家卫生计生委. 中国公民健康素养–基本知识与技能（2015年版）[M]. 北京: 人民卫生出版社, 2017.

[59] 宁英红. 学校公共卫生教育[M]. 沈阳: 辽海出版社, 2013.

[60] 刘懿卿. 新编大学生健康教育[M]. 沈阳: 东北大学出版社, 2016.

[61] 刘元生. 心肺复苏2015年指南与解读[J]. 临床心电学杂志, 2015, 24（6）: 401–409.

[62] 张春兴. 现代心理学[M]. 上海: 上海人民出版社, 1994: 552.

[63] 李英. 引发中小学生心理问题的教师应激源研究[J]. 教育探索, 2004（08）: 103–104.

[64] Hans Selye, Selye's Guide To Setrss Reseacrh, Vohime 3, 145, 146–147, 155–156, 157–159,

cSientiife And Aeademic Editions, 1983.

[65] 秦绍正. 应激对儿童脑智发育的影响[J]. 教育家, 2019（24）: 37–39.

[66] 刘媛, 伍亚民. 创伤后应激障碍对儿童大脑发育的影响[J]. 中国临床神经科学, 2014, 22（04）: 462–464.

[67] 邢金萍. 学龄儿童的心理危机干预[J]. 中国临床康复, 2005（36）: 76–77.

[68] 钟继超. 儿童期虐待经历与大学生抑郁的关系: 据易感性—应激模型提出的混合模型[D]. 哈尔滨: 哈尔滨师范大学, 2014.

[69] 卢文婷. 早年经历地震应激成年后睡眠与认知功能的研究[C]//中国中西医结合学会精神疾病专业委员会. 中国中西医结合学会精神疾病专业委员会第15届全国学术会议暨第2届京津冀中西医结合精神疾病学年会暨全国名老中医药专家王彦恒临床经验学习班论文集. 中国中西医结合学会, 2016: 209–210.

[70] 韦有华. 人格心理辅导[M]. 上海: 上海教育出版社, 2000: 9, 340.

[71] Diane E. papalia and Sally Wend kosolds, A Child's World, 293, 293–294, MeGraw–Hill, 1990.

[72] 石作砺, 于葆, 陈萍, 等. 运动解剖学、运动医学大辞典编辑委员会. 运动解剖学、运动医学大辞典[M]. 北京: 人民体育出版社, 2000.

[73] 岳晓东, 祝新华. 中小学心理辅导实用理论与技巧[M]. 北京: 北京师范大学出版社, 2001: 11, 79.

[74] 张秀, 晨曦. 千万不要忽视孩子的心理健康[M]. 北京: 中国商业出版社, 2005: 2, 18.

[75] 郭晓飞. 学生的家庭应激与应付[J]. 绍兴文理学院学报, 1999（3）: 107–113.

[76] 中华人民共和国卫生部《消毒技术规范》2002版.

[77] 中华流行病学杂志, 2005年9月第26卷第9期.

[78] 中华人民共和国国家标准《醇类消毒剂卫生标准》（GB 26373—2020）.

[79] 中华人民共和国国家标准《含氯消毒剂卫生要求》（GB/T 36758—2018）.

[80] 中华人民共和国国家标准《二氧化氯消毒剂卫生标准》（GB26366—2010）.

[81] 中华人民共和国国家标准《过氧化物类消毒剂卫生标准》（GB 26371—2020）.

[82] 中华人民共和国国家标准《含碘消毒剂卫生标准》（GB 26368—2020）.

[83] 中华人民共和国国家标准《含溴消毒剂卫生标准》（GB26370—2020）.

[84] 中华人民共和国国家标准《酚类消毒剂卫生要求》（GB 27947—2020）.

[85] 中华人民共和国国家标准《季铵盐类消毒剂卫生标准》（GB 26369—2020）.

[86] 中华人民共和国国家标准《疫源地消毒剂卫生要求》（GB 27953—2020）.

[87] 中华人民共和国国家标准《普通物体表面消毒剂的卫生要求》（GB 27952—2020）.

[88] 何俊美. 在新型冠状病毒肺炎防控中口罩的选择与使用[J]. 中国消毒学杂志, 2020, 37（2）.

[89] 联防联控机制发【2020】28号关于依法科学精准做好新冠肺炎疫情防控工作通知附录10.

[90] 中华人民共和国卫生部, 中国国家标准化管理委员会. 中小学健康教育规范: GB/T 18206—2011[S]. 北京: 中国标准出版社, 2012.

[91] 中华人民共和国卫生和计划生育委员会. 健康促进学校规范: WS/T 495—2016[S]. http: //www. nhc. gov. cn/ewebeditor/uploadfile/2016/09/20160913085727803. pdf.

[92] 中华人民共和国教育部. 教育部关于印发《中小学健康教育指导纲要》的通知. http: //www. gov. cn/gzdt/2008–12/27/content_1189107. htm##1.

[93] 李长宁. 健康促进学校工作指南及适宜技术[M]. 北京: 人民卫生出版社, 2017.

[94] 中国健康教育中心. 学校健康促进实践案例精选[M]. 北京: 人民卫生出版社, 2018.

[95] 中华人民共和国卫生和计划生育委员会. 国家卫生计生委办公厅关于印发《中国公民健康素养–基本知识与技能（2015年版）的通知》. http: //www. nhc. gov. cn/xcs/s3581/201601/e02729e6565a47fea0487a212612705b. shtml.

[96] 吕书红. 健康中国视角下健康促进学校发展现状及对策建议[J]. 中国健康教育, 2018, 34（11）: 1012–1015.

[97] 余小鸣. 学生健康素养的提升及对策[J]. 中国学校卫生, 2015, 36（7）: 965–967.

[98] 田向阳, 程玉兰. 健康教育与健康促进基本理论与实践[M]. 北京: 人民卫生出版社, 2016.

[99] 康玫, 高俊岭, 余金明. 青少年健康素养与健康行为研究现状[J]. 中国学校卫生, 2015, 36（8）: 1276–1279.

ISBN 978-7-5591-1801-1

定价：23.60元